U0114108

· 上海市基层名老中医学术经验集 ·

冯绍中
行医六十载诊治经验

冯绍中　刘琴　钱静燕 ◎ 主 编

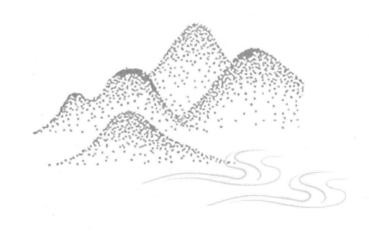

上海大学出版社

图书在版编目(CIP)数据

冯绍中行医六十载诊治经验 / 冯绍中,刘琴,钱静
燕主编. —上海:上海大学出版社,2024.3
(上海市基层名老中医学术经验集)
ISBN 978-7-5671-4928-1

Ⅰ. ①冯… Ⅱ. ①冯… ②刘… ③钱… Ⅲ. ①中医临
床-经验-中国-现代 Ⅳ. ①R249.7

中国国家版本馆 CIP 数据核字(2024)第 049647 号

责任编辑　陈　露　张淑娜
封面设计　缪炎栩
技术编辑　金　鑫　钱宇坤

冯绍中行医六十载诊治经验
冯绍中　刘　琴　钱静燕　主编
上海大学出版社出版发行
(上海市上大路 99 号　邮政编码 200444)
(https://www.shupress.cn　发行热线 021-66135112)
出版人　戴骏豪
*
南京展望文化发展有限公司排版
江阴市机关印刷服务有限公司印刷　各地新华书店经销
开本 787 mm×1092 mm　1/16　印张 8　插页 1　字数 145 千字
2024 年 3 月第 1 版　2024 年 3 月第 1 次印刷
ISBN 978-7-5671-4928-1/R·50　定价 80.00 元

冯绍中上海市基层名老中医专家传承工作室介绍

———————————————◎———————————————

冯绍中，副主任医师，从事中医工作近60年，一直在临床第一线，具有丰富的临床经验。擅长中医杂病的诊治，尤其是肺病及脾胃病。2009年以来，上海市青浦区中医医院开展中医师承学习，冯绍中老中医作为师承老师开始结对培养本院青年医生（陶建峰、刘琴、陈丽）。2020年成功申报并通过上海市基层名老中医工作室建设，青浦区中医医院钱依妳医师、李慧医师，练塘卫生服务中心邹瑜医师，香花桥街道卫生服务中心诸俭医师、钱荣医师先后作为传承人加入工作室，跟随冯绍中老中医抄方学习，并在学习过程中做好抄方笔记、认真撰写病案心得等。在院内及社区举办多次专题学习讲座，总结冯绍中老中医临床经验，宣传中医养生保健等。工作室取得诸多佳绩，简述如下：

（1）2017年根据冯绍中老中医经验方研制的佳贝咳喘宁1号、五草清泉饮成功申请专利。

（2）根据其经验方，2013年申报区卫计委课题"半夏泻心汤加减治疗萎缩性胃炎（脾胃湿热型）的临床研究"；2014年申报区科委课题"佳贝咳喘宁2号治疗慢性支气管炎急性发作（风热型）临床疗效观察"；2016年申请区卫计委课题"五草清泉饮干预治疗急性肾盂肾炎临床研究"；2020年申请区科委课题"佳贝咳喘宁1号治疗慢性阻塞性肺疾病急性发作期（风寒型）临床疗效观察"；2021年申请区卫健委课题"冯氏息风温胆汤治疗高血压合并高脂血症临床观察"。

（3）根据冯绍中老中医经验，发表论文多篇：《半夏泻心汤加减治疗萎缩性胃炎（脾胃湿热型）的临床研究》发表于2015年第52期《医学信息》杂志；《佳贝咳喘宁2号治疗慢性喘息性支气管炎急性发作期临床观察》发表于2017年第7期《中国中医急症》杂志；《五草清泉饮治疗急性肾盂肾炎的疗效分析》发表于2019年第6期《中国中医急症》杂志；《冯氏温胃止痛方治疗脾胃虚寒型十二指肠溃疡疗效评价》发表于2021年第S02期《中国药业》杂志；《佳贝咳喘宁1号治疗慢性阻塞性肺疾病急性发作期（风寒型）临床疗效观察》发表于2021年第11期《山西医药杂志》等。

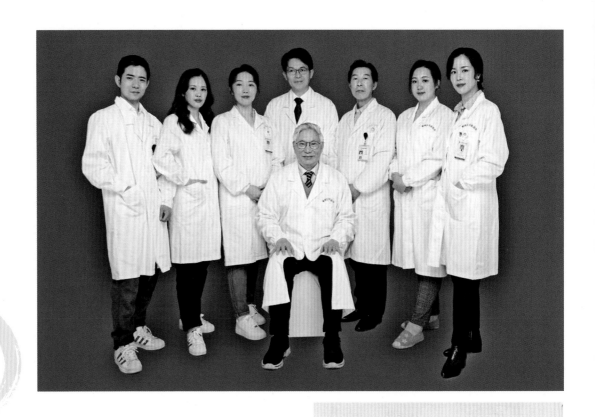

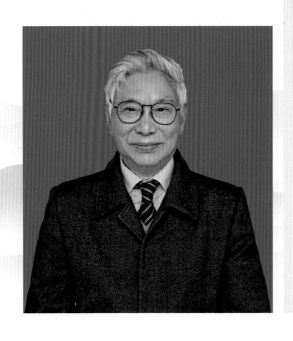

回春驚妙手
感德樂餘生

紹忠醫師惠存

啟南老師贈句 宗鋒

序　言

　　冯绍中，出生于 1941 年，上海市人，中共党员。1962 年上海市卫生局中医学徒毕业，1979 年经上海市统一考试合格，1982 年 5 月至 1984 年 9 月在上海市业余进修学院中医经典著作研究班学习两年半结业。1985 年任青浦中医医院医务科科长，1992 年被聘为青浦县医院登记评审委员会评审员，1994 年 2 月被聘为青浦县人民广播电台《健康热线》节目嘉宾主持人。2001 年 10 月退休，青浦中医医院返聘中医专家门诊至今。2020 年 8 月成立上海市基层名老中医专家传承工作室。

　　冯绍中从事中医临床近 60 年，始终坚守在临床一线。他以"医者，仁术也"为座右铭，讲求"辨证论治、理法方药"的规律，树立"方以载道"的观点，赞同"医之为道，全在自考"，虚心学习求教，熟读《黄帝内经》《伤寒杂病论》等，并认真钻研各家学说、医案等，故能博采众长。他还勇于探索，敢于实践，不断提高业务水平。冯绍中从业以来，一直在基层医疗单位工作，先后服务于青浦县城厢卫生院、赵屯卫生院、新桥卫生院、青浦县人民医院中医科等，坚持纯中药治疗各种常见病及疑难病证，获得良效。比如，冯老曾用苍术加白虎汤加味，治愈消渴病；小柴胡汤加味治愈不明原因发热；至宝丹治疗中风昏迷；升陷汤合升降散治疗胸痹；活血化瘀、疏肝解郁法治疗不孕不育；并善用虫类药治疗类风湿性关节炎等。在常见的慢性消化道疾病、慢性咳喘病等方面更是经验丰富，疗效显著。因此，在青浦及周边区县拥有众多的忠实患者。

　　冯绍中善于总结，并将自己丰富的临床经验和思维方法毫不保留地传给后学。其中《龙胆泻肝汤临床举隅》发表于《上海中医药杂志》1987 年 11 期；《171 例胃脘痛辨证分型初探》一文，获青浦区首届医药卫生学会优秀论文，并发表在《上海中医药杂志》1993 年第 11 期；《胃、十二指肠球部溃疡辨论治疗体会》获青浦县第四届优秀科技论文三等奖。撰写论文《佳贝咳喘宁治疗小儿咳喘 100 例疗效观察》参加全国第五届中西医结合儿科学术研讨会；《佳贝咳喘宁治疗咳喘 285 例临床疗效观察》参加中国中医药学会召开的全国中药开发应用和新药研究及信息交流学术讨论会。另有《浅谈老年咳喘证治疗体会》《自拟经验方五草清泉饮治疗急性尿路感染》《中医辨证分型治疗慢性肝炎临床体会》《浅谈中医住院病例书写思路与方法》等多篇论文参加学术交流。自拟经验方"佳贝咳喘宁1号、2号"应用于临床,疗效满意,并曾作为青浦区中医医院院内制剂使用,获得患者好评。目前,佳贝咳喘宁2号已申请专利。

冯绍中老中医虽已耄耋之年,但仍兢兢业业,其为发扬中医学、造福后人而努力工作的精神当为我们的楷模。

目 录

临床医话篇

膏方赏析篇

临床研究篇

临证医案篇

胃痞病案 1

[病例] 徐某,男,56 岁。2020 年 5 月 10 日,初诊。

胃部不适、呃逆、反酸,自觉口苦、口臭,纳差,面色少华,舌红苔少,脉弦细。胃镜＋病理示浅表性胃炎伴糜烂。诊断为胃痞(脾虚胃热),予以补脾降气,清胃热。

[处方] 党参 30 g,半夏 10 g,干姜 3 g,黄芩 10 g,蒲公英 30 g,浙贝母 10 g,白芨片 10 g,乌贼骨 10 g,炙枇杷叶 10 g,柿蒂 10 g,丁香 3 g,旋覆花 10 g,代赭石 30 g,降香 3 g,茯苓 10 g,白术 10 g,竹茹 10 g,山栀 10 g,淡豆豉 10 g。7 剂。

2020 年 5 月 17 日,二诊:患者诉胃部不适、呃逆明显好转,口苦、口臭改善。原方加味续服。

[按语] 胃痞是指以自觉心下痞满、胸膈胀满、触之无形、按之柔软、压之无痛为主要症状的病证。根据其临床表现,西医学的慢性胃炎(包括浅表性胃炎和萎缩性胃炎)、功能性消化不良、胃下垂等疾病属于中医学胃痞范畴。《伤寒论》云:"胃中不和,心下痞硬,干噫食臭",明确指出胃痞会出现的临床症状,利于诊断。

胃痞的基本病机在胃,与肝、脾关系密切。中焦气机不利,脾胃升降失职为导致本病发生的病机关键。病理性质不外虚实两端,实则实邪为主,虚则脾胃虚弱。虚实夹杂则两者兼而有之,因邪实多中虚不运,升降无力,中焦运转无力,致病邪内阻,故此病案为虚实夹杂。

冯师此方运用四君子汤合半夏泻心汤加减而成。方中寒热互用以和其阴阳,辛苦并进以调其升降,补泻兼施以顾其虚实。本例患者以纳差、胃部满闷、呃逆、舌红、少苔、脉弦细为主症,表现为脾胃虚弱、健运失职、湿热内蕴、困阻脾胃、升降失司、气机不利。冯师以降逆和胃、补脾清热为法。患者,尤其是老年患者,长期受胃部不适困扰,已耗伤自身脾胃之气,方中以党参、干姜温补中焦虚寒;半夏降浊阴而消痞满,黄芩、栀子、蒲公英、竹茹、淡豆豉清泄肺、胃郁热,除烦止呕;茯苓、白术健脾祛湿;白芨、乌贼骨收敛生肌,具有修复胃黏膜损伤、抑酸护胃作用;浙贝母、枇杷叶、柿蒂、旋覆花、代赭石化痰开郁,和胃降逆。丁香、降香辛温同用,不仅避秽化浊、和中降逆止呕,还能防寒凉太过致胃部不适,从而进一步加大降逆止呃之效,巧妙用于下气调中以止呃。整个方中补泻同用,升降同调,标本同治,效果明显,值得借鉴运用。

(邹瑜供稿)

胃痞病案 2

[病例] 邹某,女,60 岁。2020 年 12 月 1 日,初诊。

因"胃脘部胀满一月余"就诊。胃脘部胀满不舒,伴嗳气反酸,平素畏寒乏力、易感冒,喉中如有痰阻,无明显咳嗽。舌质红、苔少,脉细弦。辨证:肝胃不和,正气不足。治以理气和胃,化痰消痞。

[处方] 党参 30 g,半夏 9 g,干姜 3 g,黄芩 10 g,蒲公英 30 g,紫苏叶 9 g,香附 9 g,白术 15 g,玉蝴蝶 6 g,煅瓦楞 30 g,香橼 9 g,路路通 9 g,枳实 9 g,茯苓 9 g,大枣 15 g,黄芪 30 g,桂枝 6 g,白芍 9 g,炙甘草 6 g。7 剂。

2020 年 12 月 8 日,二诊:前方诸症好转。舌红、苔少,脉细弦。治同前法。

[处方] 前方不变。7 剂。

[按语] 胃痞是中医病证名。痞满是指以自觉心下痞塞、胸膈胀满、触之无形、按之柔软、压之无痛为主要症状的病证。按部位,痞满可分为胸痞、心下痞等,心下痞即胃脘部。痞满病名最早见于《内经》,称之为"否""否塞"和"否膈"等,对病因病机初步认识为饮食不节、起居不适和寒气为患等。张仲景提出病名概念,《伤寒论》曰:"满而不痛者,此为痞",又创诸泻心汤,一直为后世医家所效法。《诸病源候论》亦曰:"其病之候,但腹内气结胀满,闭塞不通。"《丹溪心法》将其与胀满作鉴别:"胀满内胀而外亦有形;痞者内觉痞闷,而外无胀急之形也。"明清时期,张介宾所著《景岳全书》分虚实论治。胃痞的临床表现与西医学的慢性胃炎(包括浅表性胃炎和萎缩性胃炎)、功能性消化不良、胃下垂等疾病相似。

本例患者以胃脘部胀满不舒,嗳气泛酸,舌质红、少苔,脉细弦为主症。表现为正气不足,中焦气滞日久,妨碍气机升降,肝胃不和。冯师组方以半夏泻心汤、黄芪建中汤、理中汤等化裁而成。方中紫苏叶、香附、半夏芳香化湿,理气降逆;黄芩、半夏、蒲公英和解少阳,调和胃气;蒲公英清热解毒;路路通、桂枝活血行气,开郁止痛;党参益气,与紫苏叶相伍,扶正托邪;茯苓健脾,渗湿消痰,与半夏相配,以加强化痰之功;香附助枳实以行气,醒脾畅中;黄芪补中益气;干姜性温,暖胃止呕;白芍意在和里缓急,加强敛肝和胃之效;白术、茯苓健脾益气;玉蝴蝶舒肝和胃;煅瓦楞制酸、消痰;大枣、炙甘草补气和中,调和诸药。全方益气和胃,理气化痰,降气消痞为法,故很快取效。

(钱依妳供稿)

胃脘痛案 1

[**病例**] 陈某,女,38 岁。中上腹隐痛,饱胀一周。

患者胃病史多年,每于饮食不慎、劳累过度即中脘疼痛嗳气,近因饮食过量致中脘隐痛,自觉饱胀,素有胃炎、胃下垂史,苔薄腻,脉弦细。证属中气虚弱,脾胃不和,气机失调。可予益气扶中,调和脾胃。

[**处方**] 党参 30 g,砂仁 6 g(后下),海螵蛸 15 g,代赭石 15 g,旋覆花 10 g,枳壳 10 g,炙黄芪 15 g,白术 10 g,白芍 10 g,茯苓 10 g,浙贝母 10 g,梅花 10 g,柴胡 10 g,延胡索 10 g,炙甘草 6 g。

服上药一周,诸症均减,继续以健脾益气、和中畅胃之品而告愈。

[**按语**] 此患者乃因久病,水谷纳少,脾胃气虚,复因饮食不慎,致病郁而成肝胃不和之候,故冯师在治疗时用香砂六君健运中焦,旋覆花、代赭石和胃降逆,枳壳、柴胡、延胡索舒肝和胃。服药一周脘痛减,再以健脾和中之品,善其后,最终告愈。

(刘琴供稿)

胃 脘 痛 案 2

[**病例**] 盛某,男,50岁。2020年12月7日,初诊。

胃脘部胀痛两月余。患者胃脘部不适,稍有腹胀,伴嗳气,稍有泛酸,恶心,无发热,心情欠佳,胃纳一般,二便畅。苔黄,脉弦。否认其他特殊疾病史。否认药物食物过敏史。胃镜提示慢性浅表性胃炎。中医诊断:胃脘痛(肝胃气滞)。

治疗予疏肝理气,和胃止痛。方拟柴胡疏肝散加减。

[**处方**] 延胡索15 g,柴胡6 g,木香6 g,枳壳10 g,枳实10 g,梅花10 g,浙贝母10 g,鸡内金10 g,六神曲15 g,山楂炭15 g,川芎10 g,黄连6 g,吴茱萸3 g,黄芪30 g,白术10 g,白芍10 g,青皮10 g,陈皮10 g,甘草6 g。7剂。

二诊:胃脘部胀痛缓解,余同,证同。

[**处方**] 上方续服。

[**按语**] 胃脘痛的病变部位在胃,与肝、脾关系密切。肝胃气滞,肝失疏泄,气机郁滞,不通则痛,故见脘腹胀满、胀痛。遵《内经》"木郁达之"之旨,治宜疏肝理气之法。方用柴胡疏肝散加减。方中以柴胡疏肝解郁,木香或香附理气疏肝而止痛,川芎活血行气以止痛,二药相合,助柴胡以解肝经之郁滞,陈皮、枳壳、枳实理气行滞,芍药、甘草养血柔肝,缓急止痛。延胡索加强理气止痛,左金丸泻肝火。六神曲、山楂炭、梅花,消食和胃。

(诸俭供稿)

嗳 气 案

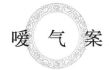

[病例] 王某，女，42岁。2021年01月27日，初诊。

患者因"嗳气两月"来院就诊。患者近两月来频频嗳气，嗳后觉舒，进食后自觉胸腹胀满，按之无不适，乏力，夜寐欠安。舌淡红、苔薄白腻，脉细弦。辨证：肝胃不和，正气不足。

[处方] 党参30 g，半夏10 g，干姜3 g，黄芩10 g，蒲公英30 g，降香3 g，佛手9 g，柿蒂10 g，丁香3 g，旋覆花10 g，代赭石10 g，白芍15 g，炒白术15 g，柴胡10 g，枳壳10 g，梅花10 g，茯神10 g，甘草6 g，大枣20 g。7剂。

2021年02月04日，二诊：前方诸症好转。舌淡红、苔薄白腻，脉细弦。治同前法。

[处方] 前方不变。7剂。

[按语] 本例患者以嗳气、胸腹胀满，舌淡红、苔薄白腻，脉细弦为主症。表现为脾胃失调，正气不足，痰从中生，中焦气机升降失调，肝胃不和。冯师以理气和胃、疏肝消痞为法，很快取效。

本案辨证为心下痞，是指以自觉心下痞塞、胸膈胀满、触之无形、按之柔软、压之无痛为主要症状的病证。故方药以半夏泻心汤、柴胡疏肝散、旋覆代赭汤、丁香柿蒂汤化裁加减。

方中半夏散结消痞、降逆止呕，黄芩苦寒消痞，干姜、半夏性温散邪、辛开散结。黄芩苦寒，苦降泻热；辛开苦降，调畅中焦气机。旋覆花性温而能下气消痰，降逆止嗳；代赭石质重而沉降，善镇冲逆；干姜温中散邪，既能和胃降逆以增止呕之效，又可制约代赭石的寒凉之性，使其镇降气逆而不伐胃。丁香温胃散寒，降逆止呃，为治胃寒呕吐、呃逆之要药；柿蒂苦平，长于降逆止呃，两药相配，温胃散寒，降逆止呃。柴胡疏肝解郁，香附、梅花、降香、佛手共行理气活血之效，枳壳、香附助柴胡以解肝经之郁滞，解胸腹部胀满之感。白芍、甘草养血柔肝，缓急止痛，党参甘温补脾益气。蒲公英清热解毒；茯神健脾安神，渗湿消痰，与半夏相配，以加强化痰之功；白术健脾益气，大枣、炙甘草补气和中，调和诸药。

（钱依妳供稿）

感 冒 案

[**病例**] 张某,女,79岁。2020年11月10日,初诊。

因间断性恶寒汗出多年,再发半月余就诊。患者每稍感风寒即觉畏寒,夜间汗出,常服一般治感冒药物如清热解毒口服液、感冒灵、小柴胡颗粒等无效,反复发作,缠绵难愈。半月前因受凉再次出现上述症状,自行服药无效。现症:恶寒、自觉低热、夜间汗出、乏力,舌边尖红,舌苔厚腻、微黄,脉弦紧。中医诊断:感冒(脾肺气虚)。患者气虚卫弱,风寒乘袭,气虚无力达邪,故治疗予健脾补肺,固涩止汗。

[**方药**] 黄芪30 g,半夏10 g,柴胡10 g,黄芩12 g,桂枝10 g,白芍15 g,干姜10 g,煅龙骨30 g,煅牡蛎30 g,茯苓10 g,木香10 g,阳春砂6 g(后下),金银花18 g,甘草6 g,麻黄根10 g,浮小麦30 g,糯稻根15 g,五味子10 g,枳壳10 g。7剂,水煎服。

2020年11月17日,二诊:目前精神尚可,服药平和,畏寒减轻,汗出减少,仍感乏力。舌尖红,苔厚腻、微黄,脉弦细。

[**处方**] 以上方加陈皮6 g、黄连6 g。7剂,水煎服。

后随症加减,续服中药两月,恶寒出汗症状基本消失未再发作。

[**按语**] 患者脾肺气虚,稍感风寒即觉畏寒,夜间汗出,低热,常服一般治感冒药物,反复发作,缠绵难愈,伴乏力明显。既往治疗大多为辛凉解表、清热解毒之品,致使太阳之邪内陷,少阳枢机不利,又有内陷太阴之势。《伤寒论》原文提出:"伤寒五六日,已发汗而复下之,胸胁满,微结,小便不利,渴而不呕,但头汗出,往来寒热,心烦者,此为未解也,柴胡桂枝干姜汤主之。"患者患病日久,已伤本身之正气,方中运用补益之法祛邪固涩,助阳解表,使自身之气强固,避免受外邪侵袭影响。

(邹瑜供稿)

咳嗽案 1

[**病例**] 李某,男,48岁。2020年11月5日,初诊。

患者一周前因受凉后出现咳嗽,咳痰,咳少量白稀痰,伴全身酸痛,无发热,无咯血,无明显气促,无恶心呕吐,胃纳可,二便调。查体:患者神清,气平,两肺呼吸音清,未闻及湿啰音,心率82次/分,心律齐,未闻及杂音,腹软,无压痛、反跳痛,双下肢无浮肿。舌淡,苔白,脉浮紧。否认高血压、糖尿病、冠心病病史。否认药物过敏史。中医诊断:咳嗽(风寒犯肺)。治疗予疏风散寒,宣肺止咳。拟三拗汤合止嗽散加减。

[**处方**] 蜜炙麻黄6 g,苦杏仁9 g,荆芥9 g,桔梗9 g,枳壳9 g,紫菀9 g,百部9 g,半夏9 g,浙贝母9 g,陈皮10 g,甘草6 g。7剂。

二诊:咳嗽明显好转,无不适。

[**处方**] 上方＋南沙参10 g。7剂。

[**按语**] 外感咳嗽,需宣通肺气,疏散外邪。肺主宣发肃降,风(寒)邪外袭,肺气闭郁,宣降失调,津液失于输布,塞遏为痰,以致风邪挟痰犯肺,肺气逆而不降,郁而不宣,故见咳嗽、咽痒、咯痰不爽。方用三拗汤合止嗽散加减。麻黄、杏仁止咳平喘;桔梗苦辛微温,能宣通肺气;荆芥辛苦而温,芳香而散,散风湿,祛风解表;紫菀、百部润肺止咳,陈皮、半夏理气化痰;南沙参养阴清肺。具有药物少、用量轻微、温而不燥、润而不腻、散寒不助热、解表不伤正的特点。

(诸俭供稿)

咳嗽案 2

[病例] 曹某,女,89岁。2021年6月3日,初诊。

因"咳嗽、咳痰一周"门诊就诊。患者慢性支气管炎数年,平素稍许咳痰。此次咳嗽、咳痰严重,痰黏色黄,不易咯出,喉咙疼痛不适,舌红、苔薄黄少津,脉弦细。诊断为咳嗽(痰热阻肺),予以清热化痰,止咳生津。

[处方] 南沙参15 g,杏仁10 g(后下),炙麻黄6 g,射干10 g,半夏10 g,细辛3 g,干姜3 g,五味子10 g,浙贝母10 g,僵蚕6 g,桔梗6 g,枳壳10 g,鱼腥草30 g,金荞麦30 g,天竺子10 g,茯苓10 g,白术10 g,桑白皮10 g,石斛15 g,橘红6 g。7剂。

二诊:一周后复诊,咳嗽、咳痰症状较前好转,续服一剂。

[按语] 冯师此方运用射干麻黄汤加减而成,整方亦体现了"甘平养阴"的治疗思路。此患者主要病理因素为"火"与"痰"。痰有寒热之别,火有虚实之分,痰火互为因果。痰可郁而化火(热),火能炼液灼津为痰。盖肺属金,金受火炼,则煎熬津液而成痰。冯师在此方中清其火,火息则痰消。

患者为老年女性,患慢性支气管炎多年,肺气已伤,肺阴不足。方中五味子味酸收敛,甘温而润,上敛肺气,长于敛肺止咳,配伍麻黄、细辛、干姜,温而不燥,敛肺止咳。患者痰多、痰黏色黄等痰热之象,方中浙贝母、天竺子、杏仁、金荞麦、橘红、桑白皮、鱼腥草、半夏均为入肺经之药,其联合运用可达到清肺热、开宣肺气、化痰止咳之功效。僵蚕为虫类药,在此加重镇咳之作用。患者热盛伤津,口干、舌红少津,配以南沙参、石斛以养阴生津滋肺阴。方中枳壳、桔梗为行气药。桔梗品性善上行,能利肺气以排壅肺之脓痰,佐以射干利咽;枳壳行气、利气,气下则痰喘止,气行则痰满消,行气药配合化痰药,助痰随气出而气畅。肺为贮痰之器,脾为生痰之源。茯苓、白术健脾利湿,使湿无所乘,痰无由生,痰无所生,有痰者行湿而去。本方以标实入手,兼顾其虚。效果显著,值得借鉴学习。

(邹瑜供稿)

慢性支气管炎案

[**病例**] 胡某,男,55岁。2021年3月11日,初诊。

慢性咳喘十余年,上周贪凉,病情发作。咳嗽明显,咯白沫痰,难咯,时有气喘,食纳夜寐可,二便正常,苔淡黄腻、质暗红,脉细滑。慢性咳喘(风寒证),治疗予宣肺散寒,化痰止咳平喘。

[**处方**] 炙麻黄6g,桂枝6g,苦杏仁9g,生甘草6g,半夏9g,射干12g,紫菀9g,款冬花9g,白前9g,前胡9g,僵蚕6g,丹参10g,细辛3g,五味子6g,白芍9g,枇杷叶9g,鱼腥草30g,干姜3g,大枣9g。7剂。

2021年3月18日,二诊:近来咳喘逐渐减轻,间有咳嗽,痰粘色白,呼吸困难,喉中有痰,大便尚调,苔腻罩黄,脉细。仍当宣利肺气,化痰平喘。

[**处方**] 炙麻黄6g,苦杏仁9g,甘草6g,法半夏9g,款冬花9g,白前9g,射干12g,桑白皮9g,细辛3g,干姜3g,桔梗6g,枳壳9g,僵蚕6g,地龙10g,丹参10g,紫苏子9g,紫菀9g,鱼腥草30g。7剂。

[**按语**] 此患者素患咳喘,久病肺虚,易受邪侵,引动宿痰而致外有表邪,内有寒痰,肺失宣降。故治疗应外散风寒,内蠲寒痰,宣利肺气,止咳平喘。选用三拗汤宣肺解表,合小青龙汤温化寒痰、射干麻黄汤加白前宣肺祛痰,下气止咳。二诊时患者咳喘逐渐减轻,故仍以宣利肺气、化痰平喘为主治疗,佐以桔梗、枳壳化痰利咽,僵蚕、地龙、丹参活血化瘀协助排痰,紫苏子降气化痰平喘,观其苔腻罩黄,痰有化热之势,故加用桑白皮清肺化痰。本案较好地运用了"发时治标"的原则,起到了邪去正安的效果。其中麻黄能解表散寒,宣肺平喘,为必用要药,若过早投以清肃之剂,反易遏邪。

(刘琴供稿)

鼻炎、湿疹案

[病例] 杨某,女,64岁。2020年10月13日,初诊。

患者耳鸣、头昏,鼻塞喷嚏,皮肤湿疹瘙痒,倦怠乏力,面色少华,舌红、苔薄腻,脉浮细。风湿之邪困于卫表,治疗予扶正祛风,清热燥湿。

[处方] 生黄芪30 g,苍术10 g,白术10 g,炒防风10 g,蛇床子15 g,白芷10 g,葛根10 g,苍耳子10 g,细辛3 g,辛夷6 g,野菊花10 g,荆芥10 g,磁石30 g,蜂房9 g,藿香9 g,薄荷6 g,蒲公英30 g,泽泻10 g,红枣20 g,川牛膝10 g,黄柏10 g。7剂。

2020年10月18日,二诊:服药后症状均明显改善,舌红、苔薄,脉细滑。守方继服。

[处方] 上方加续断18 g。

[按语] 患者感外邪后卫气亏虚,倦怠乏力,风邪上侵头目,清窍受阻,故有耳鸣、头昏,鼻塞喷嚏。邪郁肌表,血热内蕴,则易生风致痒,风热之邪内不得疏泄,外不得透达,郁于皮肤腠理,发为湿疹。冯师先予玉屏风散益气固表,黄芪配白术,汗不外泄,外邪亦难内侵。防风为风中润剂,《古今名医方论》记载:"防风遍行周身,称治风之仙药,上清头面七窍,内除骨节疼痹、四肢挛急",此外,防风亦有除风止痒之义。白芷、葛根为治疗头晕常用配伍,可疏通经络,祛风止眩,白芷合苍耳子、细辛、辛夷为疏通鼻窍要药。另予薄荷、藿香,取其芳香轻疏之气宣通鼻窍。方用蛇床子、泽泻、蒲公英、野菊花清热燥湿祛风,川牛膝、黄柏引湿热下行,清热泄湿中加蜂房以补中扶正,助邪气外驱。总体处方补中有散,散中寓收,风寒、湿热外邪均有兼顾,符合冯师处方总领全纲、阴阳寒热平衡原则。

(李慧供稿)

眩 晕 案

[**病例**] 钱某,男,72岁。2020年9月22日,初诊。

头晕目眩,恶心难过,面色少华,既往高血压病史,血压控制尚可,舌淡红、苔薄腻,脉细弦。中气不足,清阳受阻。治以益气化痰,宣通清阳。

[**处方**] 炒党参30 g,炒白术10 g,白芷10 g,葛根10 g,石菖蒲10 g,半夏10 g,明天麻10 g,蔓荆子10 g,夏枯草15 g,生牡蛎30 g,栀子10 g,淡豆豉10 g,姜竹茹10 g,黄连10 g,枳实10 g,泽泻10 g,茯苓10 g,红枣20 g。7剂。

2020年9月29日,二诊:服药后头晕改善,失眠多梦,舌淡红、苔薄腻,脉细弦。

[**处方**] 炒党参30 g,炒白术10 g,半夏10 g,天麻10 g,蔓荆子10 g,石菖蒲10 g,白芷10 g,葛根10 g,夏枯草15 g,生牡蛎10 g,枳实10 g,竹茹10 g,黄连6 g,白蒺藜30 g,泽泻10 g,茯神10 g,合欢皮30 g,红枣20 g。7剂。

2020年10月13日,三诊:头晕改善,颈项僵滞,动则多汗,痹一般,舌淡红、苔薄,脉细弦。

[**处方**] 生黄芪30 g,桂枝6 g,白芍15 g,炒白术10 g,半夏10 g,天麻10 g,白芷10 g,葛根10 g,夏枯草15 g,生牡蛎30 g,枳实10 g,羌活10 g,黄连6 g,姜竹茹10 g,泽泻10 g,茯神10 g,红枣20 g,浮小麦30 g,麻黄根10 g。7剂。

2020年10月20日,四诊:头晕难过改善,仍颈项不适,较前改善,多汗改善。

[**处方**] 前方去浮小麦、麻黄根,续服。

后原方加减再服两周,头晕等症状基本消失。

[**按语**] 眩晕为内科常见病证,老年人多见。关于眩晕的病因病机,历代医家有"无痰不作眩""无虚不作眩",亦有"六淫外感,七情内伤,皆能导致"。冯师主张眩晕的主要病机为清阳不升、阳气上虚或痰阻清窍,正如《灵枢·口问篇》曰:"上气不足,脑为之不满,耳为之苦鸣,头为之苦倾,目为之眩"。本案患者有既往高血压病史,素体失养,经脉血络濡养不足,清阳受阻,上行不畅,时发头晕目眩。气逆痰阻,发为恶心,中阳不振,气血不能上达头面,故见面色少华。舌脉佐证。冯师投以党参、白术、茯苓补益中气,红枣益气养血,菖蒲、半夏、泽泻燥湿化痰止呕,天麻、蔓荆子平肝清利头目,佐以栀子豉汤加竹茹、黄连、枳实清心除烦,夏枯草清散郁热,生牡蛎潜阳补

阴、重镇安神,主治虚烦不眠。冯师治疗头目疾病喜用白芷、葛根。白芷引阳明经,善治阳明头痛、眉棱骨痛、头风痛等症。葛根引太阳经、阳明经,《长沙药解》言:"解经气之壅遏,清胃腑之燥热,达郁迫而止利,降冲逆而定喘。"二者相合,针对头目颈项眩晕、强直之患有速效。二诊时患者头晕改善,有失眠多梦,加用茯神、合欢皮养心安神,女贞子补肝滋阴。三诊时患者有多汗、中气不足、腠理不固,故用桂枝、白芍调和营卫,浮小麦、麻黄根敛汗收涩。汗止即停,以免收涩太过,邪伤内里。

（李慧供稿）

癌　痛　案

[**病例**] 徐某,女,70 岁。2020 年 1 月 10 日,初诊。

曾行子宫癌切除术(具体不详),目前患者出现多发性癌转移。此次患者主要因"腹部疼痛"就诊,伴大便困难、稍许口干、胸闷不适。患者面色少华,舌暗、苔薄白,脉细。辨证:气滞血瘀。治拟疏肝理气活血。

[**处方**] 黄芪 30 g,党参 30 g,三棱 10 g,莪术 10 g,延胡索 15 g,柴胡 10 g,石斛 15 g,九香虫 9 g,细辛 6 g,没药 6 g,绿萼梅 10 g,枳壳 10 g,白芍 15 g,白花蛇舌草 30 g,半枝莲 15 g,丹参 15 g,茯神 10 g,大枣 20 g,木香 6 g,槟榔 10 g,香附 10 g。7 剂。

二诊:前方服用后腹痛症状好转,舌暗、苔薄白,脉细。前方取效,守方续服。

[**处方**] 上方续服。7 剂。

[**按语**] 癌性疼痛是中晚期癌症患者最常见的症状之一,由于疼痛的强烈刺激,直接影响患者的食欲、睡眠、心理状况和治疗效果。据统计,约 75% 的晚期癌症患者出现疼痛症状,其中 40%～50% 属于中重度疼痛,余下的 30% 则是剧烈疼痛。目前临床实践中被广泛认可使用的是世界卫生组织(WHO)推荐的"三阶梯止痛"治疗,绝大多数患者的癌痛能得到一定程度的缓解,但长期使用的毒副作用大,依赖性强,部分患者的止痛效果欠佳。因此,中医药治疗癌痛在临床上应用广泛。对于癌性疼痛的病因,中医认为有六淫邪毒、七情内伤、饮食失宜等,病机可总体概括为"不通则痛"和"不荣则痛"两个方面。病理性质为本虚标实,以标实为主。《血证论》曰:"瘀血在经络脏腑之间,则周身作痛,以其堵塞气之往来,故滞碍而痛"。《素问·举痛论》云:"脉泣则血虚,血虚则痛"。由于引起癌痛的病因病机错综复杂,目前辨证分型还没有一个公认的标准,因此大多数临床工作者仍根据自己的临床经验进行辨证分型和组方用药,但都离不开气滞血瘀、气血亏虚、痰湿内停等证型。

《素问·评热病论》有言:"邪之所凑,其气必虚。"患者患有肿瘤多年,冯师认为其中气不足、肝脾失调,应在扶正的基础上予以祛邪,此有效方主要予以补益脾气、疏肝理气止痛。方中用黄芪、党参、白术、大枣,在扶正的基础上结合"局部抗癌",运用解毒药物如白花蛇舌草、半枝莲。延胡索、柴胡、绿萼梅、枳壳、香附疏肝理气止痛。三棱、莪术、没药、细辛活血祛瘀止痛。临床上癌痛的治疗中,虫类药不可忽视,九香虫为虫中之至佳者,方中用九香虫联合诸活血药物加强止痛效果。整体而言,方中运用诸药达到了补中益气、调和肝脾、疏肝理气止痛等作用。患者复诊诉口服方药后疼痛较前缓解,此方疗效显著。

(邹瑜供稿)

自汗病案 1

[**病例**] 叶某,男,68 岁。2021 年 2 月 19 日,初诊。

患者因"多汗一月"来院就诊。患者近一月来出现自汗,夜间亦有汗出,较日间量少,进入诊室对话时即见额头出汗。自诉畏寒,心中烦热,倦怠乏力、易感冒,口干口苦,二便失调。舌红、苔少,脉细。辨证:营阴不足,卫表不固,气阴亏虚。

[**处方**] 生黄芪 30 g,炒白术 10 g,炒防风 12 g,麻黄根 10 g,浮小麦 30 g,桂枝 10 g,白芍 15 g,竹茹 10 g,黄连 3 g,枳实 10 g,碧桃干 10 g,青蒿 30 g,石斛 15 g,炒党参 30 g,地骨皮 15 g,大枣 20 g,茯神 10 g,炙甘草 6 g。7 剂。

2021 年 2 月 4 日,二诊:前方诸症好转。舌红、苔薄白,脉细。治同前法。

[**处方**] 前方不变。7 剂。

[**按语**] 汗证,中医病名,是指不正常出汗的一种病证,即在安静状态下、日常环境中,全身或局部出汗过多,甚则大汗淋漓。汗是人体五液之一,是由阳气蒸化津液而来。心主血,汗为心之液,阳为卫气,阴为营血,阴阳平衡,营卫调和,则津液内敛。反之,若阴阳脏腑气血失调,营卫不和,卫阳不固,腠理开合不利,则汗液外泄。其中白昼汗出,动辄尤甚者,称为自汗。《明医指掌·自汗盗汗心汗证》:"夫自汗者,朝夕汗自出也。"朱丹溪对自汗病理属性做了概括,认为自汗属气虚、血虚、阳虚、湿、痰。盗汗是以入睡后汗出异常、醒后汗泄即止为特征的一种病证。

本例患者以自汗盗汗、舌红、苔少、脉细为主症。阳主卫外而固密,肺主皮毛,肺卫不固,营阴不能内守,津液外泄,故汗出。动则气耗,津液随气泄,故汗出更甚。气阳不足,津液亏损,故神疲乏力、畏寒;肺卫失固,腠理不密,外邪乘袭,故常易感冒。汗出日久,则气阴两虚,气虚不能敛阴,阴虚易生内热,迫津外泄,故夜间亦有汗出、自觉口干口苦、烦热。冯师以益气固表、养阴敛汗为法,方以玉屏风散合桂枝汤加减。本方中黄芪甘温,内补脾肺之气,外可固表止汗,为君药;白术健脾益气,助黄芪以加强益气固表之功,辅以防风走表而散风邪,合黄芪、白术以益气祛邪。且黄芪得防风,固表而不致留邪;防风得黄芪,祛邪而不伤正,有补中寓疏、散中寓补之意。桂枝汤调和营卫,其中桂枝解肌发表,芍药益阴敛营。桂、芍相合,一治卫强,一治营弱,合则调和营卫,是相须为用。大枣甘平,既能益气补中,又能滋脾生津。炙甘草益气和中,合桂枝以解肌,合芍药以益阴,又能调和诸药。另配止汗专功药碧桃干、麻黄根、浮小麦固表止汗。患者心中烦热、口干口苦,系阴虚生热,肝经郁火逼液外泄,故用黄连清泄肝经郁火,枳实疏肝理气;又用竹茹清热除烦,青蒿、地骨皮清泄郁热,石斛养阴清热。炒党参、茯神益气健脾,使得津液自有去路,亦能安神。

(钱依妳供稿)

自汗病案2

[病例] 仲某,女,32岁。2021年5月13日,初诊。

患者诉产后多汗一月。产后一月余,自汗明显,夜间亦有盗汗,便秘、2～3日一行、质硬,畏寒怕风,腰酸、关节痛。舌淡红、苔薄白,脉沉弱。中医诊断:产后自汗,气血亏虚型。治宜补益气血,健脾止汗。

[处方] 炒党参30 g,黄芪30 g,炒白术15 g,茯苓9 g,防风12 g,葛根9 g,石斛15 g,川牛膝9 g,甘草6 g,当归9 g,郁金9 g,大黄3 g(后下),麻黄根15 g,浮小麦15 g,生地15 g,碧桃干15 g,大枣20 g,续断15 g,龙骨15 g(先煎),牡蛎15 g(先煎)。7剂。

2021年5月20日,二诊:自汗盗汗、怕风腰酸等情况基本痊愈,因天热,稍有正常汗出,停药后略有便秘。面色及脉象均有明显好转。

[处方] 上方加减继续巩固治疗。

[按语] 患者产后多汗,多因孕产耗伤精血,精血不足、气阴亏虚,故多汗。由于精血不足,营卫不和,往往同时伴有便秘、腰酸、怕风、关节疼痛等症状。舌脉亦为佐证。方中以四物汤调经养血、四君子汤健脾益气,相合补益气血,玉屏风散固表止汗、调和营卫。再辅以收敛止汗之品,使之气血充足,腠理得以收敛,津液外泄自然好转。

(钱依姝供稿)

自汗病案 3

[**病例**] 李某,男,46岁。2021年9月28日,初诊。

患者两月前因劳累出现出汗量大,动则加重,夜间盗汗,自行服药后症状无明显改善。现自汗乏力,精神不佳,平素畏食生冷,食后易腹泻。舌质淡红、苔白腻。患者肺气不足,表虚失固,营卫不和,汗液外泄。治疗予调和营卫,固表止汗。

[**处方**] 黄芪30g,防风10g,炙麻黄10g,桂枝10g,白芍15g,炙甘草6g,党参30g,麦冬10g,五味子10g,煅龙骨、煅牡蛎各30g,柴胡10g,黄芩10g,青蒿30g,白薇10g,丹皮10g,生地30g,干姜6g,茯苓15g,白术15g,桑白皮10g。7剂。

二诊:患者目前汗出情况基本恢复正常。

[**处方**] 续服7剂。

[**按语**] 患者食欲不振,畏食生冷,乃脾胃阳虚,气血生化乏源。土虚不能培木,导致肝血亏虚,疏泄失常,气血不和,营卫失调,卫归肺气,营归肝血,脾肺气虚,卫外不固,营阴失敛,则汗出。卫气外发而病解。方中麻黄辛温,善走卫分,为宣肺的要药;桂枝辛温,专走营分,善于解肌发表,配在本方辅助麻黄,使营气外透而卫气外发,营卫调和;党参、麦冬、五味子养心气,益心阴,敛阴固表止汗;伍茯苓、白术、炙甘草,益气健脾,以资气血生化之源;柴胡、桂枝疏肝散郁,白芍、煅牡蛎补肝体、助肝用;黄芪、防风、五味子组成玉屏风散,以防阳气外泄;合青蒿、白薇、丹皮清体内虚热,减少汗出。

(邹瑜供稿)

泄　泻　案

[病例] 金某,女,55 岁。2020 年 10 月 13 日,初诊。

患者半年前因饮食生冷后引起腹泻,水样便,伴腹痛,无下坠,日行七八次,不伴脓血,服黄连素片后,减至每日五六次,后逐渐出现下坠,大便伴白色黏液,胸脘部疼痛、纳差、消瘦、乏力气短。现症:腹泻,水样便,伴腹痛下坠,日行七八次,不伴脓血,伴白色黏液,胸脘部疼痛、纳差、消瘦、乏力气短。舌质暗、苔白腻,脉弦细沉。中医诊断:泄泻(脾肾亏虚)。患者命门火衰,脾失温煦,脾虚失运,清浊不分。治疗予健脾温肾,固涩止泻。方拟黄芪建中汤加减。

[处方] 黄芪 30 g,桂枝 10 g,党参 30 g,山药 30 g,木香 10 g,莲子 10 g,芡实 10 g,茯苓 10 g,白术 15 g,熟附子 9 g,补骨脂 10 g,炙甘草 6 g,五味子 10 g,肉豆蔻 6 g,石榴皮 10 g,马齿苋 15 g,大血藤 30 g,木香 10 g,阳春砂 6 g(后下),秦皮 10 g,黄连 6 g,吴茱萸 3 g。7 剂,水煎服。医嘱:忌食辛辣、冰冷之食物。

2020 年 10 月 20 日,二诊:患者服上方 7 剂,大便减为每日 4 次,精神好转,胸脘部疼痛减轻,但仍食欲不振,乏力,气短,余无特殊不适。舌质暗、苔薄白腻,脉弦细。证属脾湿肾寒,治仍宜健脾祛湿、温肾祛寒。

[处方] 上方加谷芽 30 g、麦芽 30 g。7 剂,水煎服。

2020 年 10 月 27 日,三诊:患者较前又有改善。随症加减,续服 3 月,症状痊愈。

[按语] 本病腹泻是因足三阴功能失调,且以太阴脾虚失统为主所引起。脾土虚弱,一则不能培木则厥阴肝经化燥而生热,二则无力制水则少阴肾阳衰微而水寒,如此形成寒水侮土而木郁克土,脾受水侮而木贼是导致脾虚失运而泄泻的根本原因。故此时非培土补中则脾不运,非温脾暖肾则寒不除,非养血调木则热不解。治宜温脾暖肾、固涩止泻。经方黄芪建中汤是医治多种胃肠道疾病的代表方剂。本病案症状在脾、胃、肠道,实因土不制水、寒水侮土,所以治以健脾温肾、培本固涩而收功告愈。

(邹瑜供稿)

关 节 痛 案

[**病例**] 卢某，女，45岁。2021年3月9日，初诊。

患者1月余前开始出现左手拇指、食指、中指麻木，无肢体乏力偏瘫，无其余不适。舌淡、苔薄白，脉微涩兼紧。中医诊断：关节痛（气虚血滞）。患者气滞血瘀，闭阻经脉，经脉运行不畅，故致关节疼麻木、疼痛。治疗予益气温经，和血通痹。方拟黄芪桂枝五物汤加减。

[**处方**] 黄芪30 g，桂枝10 g，赤芍10 g，片姜黄6 g，大枣20 g，葛根15 g，白芷10 g，全蝎3 g，蜈蚣2条，鸡血藤10 g，秦艽10 g，威灵仙10 g，甘草6 g，续断15 g，海风藤15 g，白芍15 g，生姜6 g，桑寄生15 g，木瓜10 g，徐长卿15 g，枳壳10 g，牛膝10 g。7剂。

2021年3月16日，二诊：患者症状已明显改善。原方酌情加减，1月后告愈。

[**按语**] 患者应拟诊为中医血痹证之范畴。血痹证由素本"骨弱、肌肤盛"，劳而汗出，腠理开，受微风，邪遂客于血脉，致肌肤麻木不仁，状如风痹，但无痛，是与风痹之区别，而脉微涩兼紧，说明邪滞血脉，凝涩不通。《素问·痹论》曰："营气虚，则不仁。"故以益气温经，和血通痹而立法。方中黄芪为君，甘温益气，补在表之卫气。桂枝散风寒而温经通痹，与黄芪配伍，益气温阳，和血通经。桂枝得黄芪益气而振奋卫阳；黄芪得桂枝，固表而不致留邪。芍药养血和营而通血痹，与桂枝合用，调营卫而和表里，两药为臣。生姜辛温，疏散风邪，以助桂枝之力；大枣甘温，养血益气，以资黄芪、芍药之功；与生姜为伍，又能和营卫，调诸药，以为佐使。方药配伍精当，共奏益气温经、和血通痹之效。

（邹瑜供稿）

痹 证 案 1

[病例] 朱某,女,79岁。2021年5月13日,初诊。

双膝关节酸痛,遇寒加重,关节屈伸不利,伴心悸气短,苔薄白腻,脉细。中医诊断:痹症(风寒湿痹)。治法:祛风湿,补肝肾。方拟黄芪桂枝五物汤合独活寄生汤加减。

[处方] 黄芪30 g,桂枝10 g,白芍15 g,当归10 g,木瓜10 g,徐长卿15 g,细辛6 g,没药6 g,党参30 g,甘松10 g,茶树根15 g,独活12 g,羌活12 g,茯神10 g,炙甘草6 g,桑寄生15 g,秦艽10 g,威灵仙10 g,淮小麦30 g,大枣20 g。7剂。

二诊:随访,关节酸痛缓解,余同,证同。

[处方] 上方不变。7剂。

患者继续门诊随访,服用中药,症情控制平稳。

[按语] 临床关节炎、关节痛属于中医"痹证"。患者平素体虚,营卫不固,或汗出当风,或涉水,或坐卧湿地,导致风寒湿三气杂至,侵袭经络,凝滞气血,壅蔽关节而致肌肉、关节、筋骨酸楚、疼痛、重着、麻木等。痹证或局限于关节,或客于腰背,或遍历周身,或游走不定。《素问·痹论》曰:"风寒湿三气杂至,合而为痹也","其风气胜者为行痹"(风善行数变),"寒气胜者为痛痹"(寒收引凝滞),"湿气胜者为着痹"(湿重浊不移)。久痹而致肝肾两虚,气血不足。临床治疗以祛风寒湿邪为主,辅以补肝肾、益气血之品,邪正兼顾,祛邪不伤正,扶正不留邪。方中黄芪为君,甘温益气,桂枝散风寒而温经通痹,与黄芪配伍,益气温阳,和血通经。桂枝得黄芪益气而振奋卫阳;黄芪得桂枝,固表而不致留邪。木瓜、徐长卿舒筋止痛。独活、羌活,辛苦微温,善治伏风,除久痹。细辛长于搜剔阴经之风寒湿邪;秦艽祛风湿,舒筋络而利关节。因痹证日久,肝肾两虚,气血不足,佐入桑寄生以补益肝肾而强壮筋骨。当归、芍药养血和营,寓"治风先治血,血行风自灭"之意。

(诸俭供稿)

痹 证 案 2

[病例] 顾某,女,72岁。2021年2月18日,初诊。

患者诉双手麻木疼痛不能升举,颈部僵硬不能转动数月。患者自述怕冷,双手疼痛、酸楚、麻木、重着以及活动障碍,无关节红肿及全身发热,颈部僵硬不能转动数月,面部呈痛苦貌,面色少华,语声低微,大便正常,苔薄白,脉弦细。诊断:痹症(风湿痹阻)。患者为老年女性,属于寒邪兼夹风湿,留滞经脉,闭阻气血;肝肾不足,经脉失于濡养、温煦。治以祛风散寒,培补肝肾,舒筋止痛。

[处方] 黄芪30 g,桂枝10 g,白芍15 g,熟附片9,羌活12 g,独活6 g,细辛6 g,没药6 g,延胡索15 g,柴胡10 g,枳壳10 g,白芷10 g,葛根10 g,白术10 g,炒防风10 g,秦艽10 g,威灵仙10 g,大枣20 g,续断15 g,炙麻黄6 g,知母6 g,炙甘草6 g。7剂。

二诊:症状无明显改善。

[处方] 黄芪30 g,桂枝10 g,白芍15 g,熟附片9 g,羌活12 g,乳香3 g,没药3 g,全蝎3 g,蜈蚣1条,延胡索15 g,白芷10 g,葛根10 g,秦艽10 g,威灵仙10 g,大枣20 g,续断15 g,桑寄生15 g,石斛15 g,炙麻黄6 g,豨莶草30 g,炙甘草6 g。7剂。二诊后患者关节不适、颈部僵硬症状较前改善。

三诊:患者关节不适、颈部僵硬症状较前改善。治已奏效。

[处方] 守方续服:上方加地鳖虫6 g,僵蚕6 g。7剂。

此剂再续服3周,后患者关节不适、颈部僵硬明显改善,双手指尖麻木仍存。患者继续服用中药治疗。

[按语] 患者此痹病病初以邪实为主,邪在经脉,累及筋骨、肌肉、关节。邪痹经脉,络道阻滞,影响气血津液运行输布。血滞为瘀,痹病日久,耗伤气血,损及肝肾,病理性质虚实夹杂。张仲景《金匮要略》有湿痹、血痹、历节之名,其中历节病的特点就是遍历关节疼痛,并创桂枝芍药汤进行治疗。同样,黄芪桂枝五物汤也出自《金匮要略》,此方益气、温经、和营卫。冯师在治疗此病中运用了多方加减,其包含了黄芪桂枝五物汤、桂枝芍药知母汤、独活寄生汤、羌活胜湿汤加减。方中以散寒为主,疏

风燥湿并进,参以补火之剂,再补其肝肾之亏,从而缓其凝寒之苦。初起疗效欠佳,后加以重用虫类药剔络搜风,效果显著。

（邹瑜供稿）

劳 淋 案 1

[病例] 常某,女,65岁。2021年5月18日,初诊。

患者诉反复尿路感染4月余,每次需静脉抗生素治疗方可好转,稍许劳累即复发。目前小便不畅,次数多,小腹不适,头晕耳鸣,大便溏,舌红、苔少,脉弦细。患者实验室检验结果:5月15日尿常规:尿白细胞(+),白细胞总数24.9个/μL。诊断:劳淋(湿热)。患者久淋不愈,湿热留恋膀胱,由腑及脏,继则由肾及脾,脾肾受损,正虚邪恋,膀胱气化无权。治以补脾益肾,清热通淋。

[处方] 黄芪30 g,苍术10 g,炒白术15 g,黄柏10 g,知母10 g,川楝子10 g,白花蛇舌草30 g,白茅根30 g,车前草15 g,冬葵子10 g,乌药10 g,萹蓄15 g,益母草15 g,菖蒲10 g,萆薢15 g,炒防风6 g,茯苓10 g,山药30 g,夏枯草15 g,生牡蛎30 g。7剂。

2021年5月25日,二诊。5月24日尿常规:尿白细胞(一),白细胞总数5.5个/μL。患者服一剂后小便不畅改善,小腹疼痛减轻。

[处方] 黄芪30 g,苍术10 g,炒白术15 g,黄柏10 g,知母10 g,白花蛇舌草30 g,白茅根30 g,车前草15 g,冬葵子10 g,乌药10 g,萹蓄15 g,益母草15 g,菖蒲10 g,萆薢15 g,炒防风6 g,茯苓10 g,山药30 g,夏枯草15 g,生牡蛎30 g,石韦15 g,滑石15 g。7剂。

[按语] 淋证是指以小便频数短涩、淋沥刺痛、小腹拘急、隐痛为主症的病症。根据本病的临床表现,类似于西医学所指的急、慢性尿路感染,泌尿道结石及急、慢性前列腺炎等病,凡是有淋证特征者,均可参照本病辨证论治。巢元方在《诸病源候论·淋病诸候》中对淋证的病机进行了高度概括,他指出"诸淋者,由肾虚膀胱热故也",这种以肾虚为本、膀胱热为标的淋证病机分析,成为多数医学家临床诊治淋证的主要依据。方中白花蛇舌草、白茅根、车前草、萹蓄、益母草是冯师从医几十年以来治疗尿路感染总结的有效药,自称为五草清泉饮,用于清热泻火,利湿通淋;冯师再加以黄柏、知母、萆薢、冬葵子、石韦、滑石加大利膀胱、下焦湿热之效,促使患者小便恢复正常。患者尿路感染时间久,劳累后易复发,说明患者病邪已损及脾肾,方中黄芪、炒白术、茯苓、山药益气健脾补肾,治本的同时改善患者便溏情况,辅以防风,

加大升清止泄之效。方中川楝子、乌药疏利肝气,改善小腹不适症状。诸药合用,标本同治,效果显著。

(邹瑜供稿)

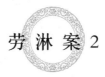

劳淋案 2

[病例] 刘某,女,52 岁。2020 年 11 月 19 日,初诊。

既往反复尿路感染病史,西医治疗好转后因劳累而复发。平素体虚,近日来尿频数,无明显尿痛,头晕目眩少寐,咽喉不适,面色少华,腰酸不适,舌红、少苔,脉细数。患者体虚久劳,正气不足,又受外邪,湿热下注膀胱,气化失司,水道不利。治拟补中益气,清化湿热。

[处方] 生黄芪 30 g,炒白术 10 g,防风 6 g,白花蛇舌草 30 g,白茅根 30 g,车前草 15 g,萹蓄 15 g,冬葵子 10 g,知母、黄柏各 15 g,乌药 10 g,续断 18 g,桔梗 6 g,半夏 10 g,枳壳 10 g,益母草 15 g,茯苓 10 g,天麻 10 g,大枣 20 g。7 剂。

2020 年 11 月 26 日,二诊:前方服后症状均明显好转。舌红、少苔,脉细数。

[处方] 上方续服。7 剂。

[按语] 尿路感染指病原体在尿路中生长繁殖,侵犯尿道黏膜或组织而引起的炎症。致病微生物有细菌、真菌、病毒、衣原体、支原体及寄生虫等,以细菌性尿路感染最常见。尿路感染根据感染部位分为上尿路感染和下尿路感染;根据两次感染之间的关系可分为孤立或散发性感染和复发性感染,后者又可分为再感染和细菌持续存在,细菌持续存在也称为复发。女性尿路感染发病率明显高于男性,比例约8∶1。未婚女性发病约 1%～3%,已婚女性发病率增高,约 5%,与性生活、月经、妊娠、应用杀精子避孕药物等因素有关。60 岁以上女性尿路感染发生率高达 10%～12%,多为无症状性细菌尿。除非存在易感因素,成年男性极少发生尿路感染。

尿路感染属中医"淋证""腰痛"等范畴,其主要的病因病机可归纳为三点:一是湿热下注,膀胱邪滞;二是情志不遂,肝郁气滞;三是体虚久劳,脾肾亏虚。如《金匮要略·五脏风寒积聚病脉证并治》说:"热在下焦者,则尿血,亦令淋秘不通。"《景岳全书》曰:"淋之初病,则无不由乎热剧,无容辨矣",并提出治疗时"凡热者宜清,涩者宜利,下陷者宜升提,虚者宜补,阳气不固者宜温补命门"的治疗原则。

本例患者为中老年女性,平素体虚,脾肾受损,脾虚而中气不足,肾虚而下元不固,肾失固摄,病情迁延。患者体虚久劳,正气不足,又受外邪,湿热下注膀胱,气化失司,水道不利。治拟补中益气,健脾补肾,清化湿热。处方中重用生黄芪补中益气,佐以炒白术、防风益气固表;白花蛇舌草、萹蓄、车前草、白茅根、冬葵子、白茅根清热解毒、利水通淋;益母草清热凉血、活血通络;知母、黄柏滋阴清热、泻火除湿,是下焦湿热常用配伍,清热利湿不伤阴;乌药性温,不仅疏通气机,还能避免全方过于寒凉;枳壳、桔梗行气宣肺利咽;续断补肝肾。患者素体脾虚痰湿,风阳上扰,故致眩晕,加半夏、天麻、白术、茯苓等拟半夏白术天麻汤加味健脾祛湿,息风化痰止晕。全方清热解毒,利水通淋,兼顾益气扶正、补益脾肾、化痰祛湿。辨证准确,处方合理,故患者在未使用抗生素的情况下亦能快速见效,而至痊愈,值得推广运用。

(钱依妳供稿)

荨麻疹案

[病例] 吴某,女,61岁。2021年3月12日,初诊。

患者自诉全身瘾疹反复发作伴瘙痒1月余,衣服摩擦或者受热汗出后症状加重,现服用西替利嗪无效。伴随倦怠乏力,少寐。舌淡、苔少,脉细。诊断:瘾疹(风湿证)。患者营卫亏损,气血失常,风湿之邪相兼,治以祛风清热化湿。

[处方] 苍术10 g,黄柏10 g,川牛膝10 g,杏仁10 g,薏苡仁30 g,桑白皮10 g,白芷10 g,葛根10 g,浮萍10 g,贯众15 g,黄连6 g,乌梅6 g,蛇床子15 g,丹参15 g,牡丹皮10 g,土茯苓15 g,蒲公英30 g,焦山楂30 g,豨莶草30 g,白鲜皮10 g。7剂。

二诊:服用后患者诉症状无明显改善,间隔3天左右瘾疹仍发作。

[处方] 黄芪30 g,苍术10 g,黄柏10 g,川牛膝10 g,杏仁10 g,薏苡仁30 g,桑白皮10 g,白芷10 g,葛根10 g,浮萍10 g,贯众15 g,黄连6 g,乌梅6 g,蛇床子15 g,土茯苓15 g,蒲公英30 g,焦山楂30 g,豨莶草30 g,白鲜皮10 g,金银花10 g,蜈蚣1条。7剂。

三诊:瘾疹1周未发,患者睡眠欠佳。

[处方] 上方加茯神10 g。7剂。

四诊:三剂药服用后,患者瘾疹发作次数较前明显减少。

[处方] 地黄30 g,当归10 g,杏仁10 g,薏苡仁30 g,炙麻黄6 g,白芷10 g,葛根10 g,桑白皮10 g,黄连6 g,乌梅6 g,金银花10 g,西红花0.5 g,野菊花10 g,百合15 g,灵芝15 g,丹参15 g,牡丹皮10 g,豨莶草30 g,土茯苓15 g,浮萍10 g,贯众15 g,紫花地丁草30 g。7剂。

此后方剂冯师根据具体情况在此基础上加减。患者当年6月就诊,诉目前瘾疹基本未再发作。

[按语] 瘾疹是一种皮肤出现红色或苍白色风团、瘙痒感时隐时现的过敏性皮肤病,相当于西医的荨麻疹。其特点是出现瘙痒性风团,发无定处,骤起骤退,退后不留痕迹。患者风热之邪客于肌肤,外不得透达,内不得疏泄,故发作时风团泛红,遇热瘙痒加重。一诊中冯师方中主要用药都是祛湿清热、凉血止痒类药。二诊中因

患者诉说疗效不佳,加以黄芪益卫固表,抵御外邪;蜈蚣行经络,达病所,息风止痒。四诊在前基础之上加以当归饮子加减,养血祛风,润燥止痒。整个过程扶正祛邪,利湿清热止痒,使瘾疹无所发。

（邹瑜供稿）

月经不调案

[**病例**]谭某,女,40岁。2020年4月29日,初诊。

患者诉月经周期不规律6年,每月来潮两三次,量少,色淡,劳动或稍累后即淋漓不断,近4月来加重,先后无定期。经期有小腹及腰背痛,腹部喜按喜暖。一年多来常有大便溏稀,一日三四次,小便正常。食纳欠佳,胃酸多,睡眠不佳,梦多。面黄,脉弱,舌淡、苔薄白。中医诊断:月经先后无定期,脾肾两虚型。治以温脾益肾。

[**处方**]炒党参30 g,黄芪30 g,炒白术15 g,茯苓9 g,甘草6 g,木香6 g,砂仁3 g,肉桂3 g,生地15 g,山药30 g,炒丹皮9 g,川牛膝9 g,桑寄生15 g,续断15 g,熟附片6 g,酸枣仁18 g,谷芽15 g,麦芽15 g,大枣18 g,车前子9 g。7剂。

2020年5月6日,二诊:服药后症无变化,胃纳、睡眠均较前好转,大便每日一两次、部分溏薄,昨日月经来潮,量多,色红,有血块,余无不适,脉弦滑,舌质正常、苔薄白。值经行,改予调和气血、温养脾肾。

[**处方**]炒党参30 g,黄芪30 g,炒白术15 g,茯苓9 g,甘草6 g,木香6 g,生地15 g,山药30 g,桑寄生15 g,续断15 g,川牛膝9 g,酸枣仁18 g,当归9 g,川芎9 g,白芍6 g,香附6 g,益母草9 g,谷芽15 g,麦芽15 g,大枣18 g。7剂。

2020年5月15日,三诊:服药后自觉精神较前好转,胃纳、睡眠尚可,大便每日一两次、部分溏薄,月经4天前结束,本次经期无明显不适,脉弦滑,舌质正常、苔薄白。继续治予温脾益肾。

[**处方**]炒党参30 g,黄芪30 g,炒白术15 g,茯神9 g,甘草6 g,木香6 g,砂仁3 g,丹参9 g,生地15 g,山药30 g,炒丹皮9 g,川牛膝9 g,桑寄生15 g,续断15 g,当归9 g,炒薏苡仁30 g,大枣18 g,仙鹤草30 g。7剂。

[**按语**]患者近年来月经周期不准,劳累后淋漓不断,量少、色淡,腹痛而喜按喜暖,加之平时便溏,面黄,脉弱,舌淡、苔薄白,证属脾肾两虚,用健脾益肾之法,月经即转正常。由此可见,脾主统血,肾为天癸之源,脾肾虚弱与月经关系

至切,而脾肾又关乎冲任,因冲脉属阳明,阳明与太阴为表里,冲任不固,则月经失调,且易引起劳则淋漓。治其脾肾,即所以调冲任,冲任气血既调,经期则调。

（钱依妳供稿）

干燥综合征案

[**病例**] 邢某,女,35 岁。2013 年 9 月 17 日,初诊。

两侧腮腺肿胀数年,在上海多家医院就诊,诊断为"干燥综合征"。目前患者自觉口腔黏膜有粗糙感,双侧面颊烫热胀痛,咽痛,夜间明显,夜寐不佳,夜间汗多,食纳不香,饮水不多,目干不显,口黏,尿黄,舌质红、苔少、质暗紫、有裂纹,脉细弦。患者证属肝肾阴虚,痰湿阻络。

[**处方**] 生地 15 g,玄参 10 g,麦冬 10 g,浙贝母 10 g,僵蚕 6 g,夏枯草 9 g,煅龙骨、煅牡蛎(各) 15 g,桔梗 6 g,枳壳 10 g,山慈姑 10 g,山海螺 15 g,全蝎 3 g,蜈蚣 1 条,苦杏仁 10 g(后下),甘草 6 g,葶苈子 15 g,桑白皮 10 g,皂角刺 10 g。7 剂,水煎服,日一剂。

2013 年 9 月 24 日,二诊:药后口涩干燥显减,咽痛缓解,两侧面颊肿胀明显缓解,食纳尚可,自觉乏力,胃脘部不适,进食后明显,舌质红、少苔,脉细弦。治守原意。

[**处方**] 上方去山海螺、山慈姑,加黄芪 15 g,延胡索 15 g,柴胡 10 g,白芍 15 g。

此后守法进退调治续服,腮腺肿胀基本消退,咽痛缓解,口干口黏缓解。

[**按语**] 干燥综合征是一种主要累及外分泌腺体的慢性炎症性自身免疫病。由于其免疫性炎症反应主要表现在外分泌腺体的上皮细胞,故又名自身免疫性外分泌腺体上皮细胞炎或自身免疫性外分泌病。临床除有唾液腺和泪腺受损,导致功能下降而出现口干、眼干外,亦有其他外分泌腺及腺体外其他器官受累而出现多系统损害的症状。70%～80%的患者诉有口干,但不一定都是首症或主诉,50%的患者表现有间歇性、交替性腮腺肿痛,累及单侧或双侧。少数有颌下腺肿大,舌下腺肿大较少,有的伴有发热。中医认为,本病以肝肾阴虚为本,痰、热、瘀互结为标。治疗主要以益气养阴,滋养肝肾,清热解毒,化痰散瘀。

患者口涩、干燥,入夜咽痛,脉细弦,辨其证属肝肾阴亏,津不上承,舌质暗紫,结合其病史多年,可辨其久病络瘀;双侧面颊肿胀,口黏,食纳不香,饮水不多,尿黄,辨其在肝肾阴亏、久病络瘀的基础上兼有湿热羁留,痰湿阻络。鉴于此,方中用增液汤中生地、玄参、麦冬为主方,大补肝肾之阴于前;仿桑杏汤予浙贝母、杏仁、桑白皮、桔梗等轻宣温燥，合夏枯草、葶苈子、山慈姑、山海螺、皂角刺软坚化痰，清热解毒于中；继以僵蚕、全蝎、蜈蚣活血化瘀通络于后。患者夜寐不佳，汗多，故予煅龙骨、煅牡蛎安神止汗。方中再配以生草，除调和诸药外，并寓有甘守津回之妙。诸药合用，先、后天并调，静中有动，标本兼治。由于辨证准确，立法严谨，选药精当，故二诊时不但口涩、干燥显减，而且两侧面颊肿胀明显缓解，食纳转佳。续守前法调理，多年病苦不日而愈。

（刘琴供稿）

左侧睾丸肿块案

[病例] 王某，男，56 岁。

初诊：患者左侧睾丸肿块一星期，曾用青霉素、链霉素治疗症状未见好转，且逐渐增大，疼痛难忍，站立时下坠而胀痛更甚，质坚硬如鹅卵大，阴囊皮肤完全紫黑，摸之发冷，畏寒，全身乏力，面部二颧色素瘀斑，舌质有瘀点，苔薄白而黄，脉细涩。证属寒凝气滞，血瘀阻于肝肾之络。治拟疏肝化瘀，温寒散结。

[处方] 柴胡 5 g，红花 10 g，赤芍 15 g，枳壳 5 g，牛膝 10 g，桃仁 10 g，当归 10 g，橘核 10 g，吴茱萸 6 g，川楝子 10 g，小茴香 6 g，肉桂 1.5 g（后下），甘草 10 g。7 剂。

二诊：药后畏寒减，痛亦好转，阴囊皮肤色转紫红，睾丸肿块未消，舌紫、苔薄，脉细。前方加减。

[处方] 柴胡 5 g，红花 10 g，赤芍 15 g，桃仁 10 g，牛膝 10 g，三棱 10 g，莪术 10 g，川楝子 10 g，吴茱萸 6 g，小茴香 6 g，海藻 10 g，昆布 10 g，肉桂 1.5 g（后下）。7 剂。

三诊：予疏肝化瘀、软坚散结治疗，睾丸肿块明显消散，诸恙均见好转，舌、脉亦佳。

[处方] 守上方再进 7 剂。

患者共服 21 剂，左侧睾丸肿块完全消退而告痊愈。

[按语] 中医将睾丸称为"外肾"，足厥阴肝经之络绕阴器，睾为肝肾所系。此例为寒凝气滞血瘀阻络。《内经》曰："寒邪客于经络之中，则血泣，血泣则不通"，本例显系寒气内结，阳气不运。在辨证论治指导下，用"四逆散"疏肝理气，用桃仁、红花活血行瘀，肉桂、吴茱萸、小茴香祛寒温经。初剂中病。后三棱、莪术增强行气破血逐瘀之功，并用海藻、昆布软坚散结而获效。肉桂温寒通阳，守而不散，偏疝等睾丸疾病患者，每晚口含少许，能防病治病。

（冯绍中供稿）

阳 痿 案

[**病例**] 邹某,男,38岁。2022年9月20日,初诊。

患者诉起病于1年前车祸后,反复腰痛,多饮酒后加重,伴勃起功能障碍。舌淡红、苔薄白,脉细。前医以温补肝肾、活血利水,方拟右归丸合血府逐瘀丸加味,无明显改善。辨证为脾肾不足,肝气郁结。治疗予健脾益肾,疏肝通络。

[**处方**] 炒党参30 g,黄芪30 g,桂枝6 g,炒白芍15 g,熟地30 g,附片9 g,菟丝子18 g,蛇床子18 g,枸杞18 g,柴胡9 g,枳壳9 g,阳起石18 g,锁阳12 g,丁香6 g,茯苓9 g,巴戟肉9 g,肉苁蓉15 g,沙苑子9 g,当归9 g,大枣18 g,甘草9 g。7剂。

2022年9月27日,二诊:症状已明显改善,舌、脉同前。既已有效,守法续服。

[**处方**] 上方去茯苓,加茯神9 g,蜂房9 g,淫羊藿9 g。7剂续服。

三诊:患者服用2周,症状已明显改善。后因劳累,连续应酬饮酒后再发两侧腰痛加重,伴勃起功能障碍,睡眠一般,乏力,精力差,胃纳可,二便调。舌、脉同前。证治同前。

[**处方**] 守前方续服1周。

患者症状仍均有改善。

[**按语**] 患者平素劳累,起居失常,饮食不节,日久引起脾肾亏虚,精气虚衰,以致宗筋弛纵,发为阳痿。前医亦考虑命门火衰,以右归丸温肾壮阳,用血府逐瘀丸或考虑腰痛为瘀血所致,然患者舌、脉不支持有瘀血征象,出现杂病习惯性地使用活血化瘀法,恐有滥用伤正之嫌。结合该患者病史,病起于外伤之后,平素多食湿热,久之伤碍脾胃,兼肝失疏泄条达,酒后症状加重,故亦可为中气不足、虚则不通的表现。观舌淡红、苔薄白,脉细,辨为无火阳痿,虚者补之,予黄芪建中汤合赞育丹之义,重用党参、黄芪益气扶正,熟地、当归、枸杞子、沙苑子滋补肾阴,菟丝子、蛇床子、丁香、巴戟天、肉苁蓉温肾壮阳。另加阳起石、锁阳增强补肾壮阳之力。柴胡、枳壳疏肝解郁,从肝调治。阳痿不光要从肾治,也不能忘记疏肝调肝。"阴茎属肝之经络",肝失疏泄,气血不能畅达前阴。投药七剂取效,二诊加茯神安神,蜂房、淫羊藿进一步稳固肾阳。国医大师朱良春教授认为蜂房具有益肾温阳

之功,能温煦肾阳、升固奇经、扶正固本,对治疗阳痿不举、遗尿、带下病有奇效。故本案前医都以补肝肾出发,冯师辨证认为患者虽有精血亏损、下元不足之证,但以中气不足、肝失疏泄为主,故治以抑木扶土,疏肝健脾,先后天同调,从而一诊则效,二诊症平。

(李慧供稿)

高血压、高脂血症案

[病例] 曹某,男,48岁。2015年3月12日,初诊。

患者高血压、糖尿病、高脂血症,血压、血糖控制不佳,目前药物治疗中仍控制不理想,血甘油三酯3.14 mmol/L,胆固醇5.62 mmol/L,暂未用药。头晕头胀,时有呕恶,自觉烦热,乏力,夜寐不佳,体型胖,血压155/95 mmHg,舌红、苔薄黄腻,脉细滑。证属胆胃不和,肝风内动,痰瘀互结。治疗予理气化痰,镇肝息风,和胃利胆。

[处方] 石菖蒲10 g,青蒿30 g,石决明30 g(先煎),磁石30 g(先煎),代赭石10 g(先煎),半夏10 g,陈皮10 g,生山楂30 g,六神曲15 g,决明子30 g,泽泻15 g,苍术10 g,白术10 g,丹参30 g,苦参10 g,玄参10 g,竹茹6 g,枳壳10 g,甘草6 g。7剂。

2015年3月19日,二诊:药后头晕头胀改善,夜寐改善,口干、苦,血压仍偏高,舌红、苔薄黄腻,脉细滑。

[处方] 上方加黄精15 g,龟甲10 g,豨莶草10 g,龙胆草6 g。7剂。

三诊:患者症状又有改善,血压趋于稳定,自测125/80 mmHg,血糖控制尚可。舌红、苔薄黄,脉细滑。

[处方] 上方减龙胆草续服。7剂。

后随症加减,坚持服用3月,不适症状基本消失,复测血压正常,控制平稳,血糖稳定,复查血脂:甘油三酯1.04 mmol/L,胆固醇4.8 mmol/L。继续坚持用药。

[按语] 随着社会的发展和进步,人们生活水平和消费能力不断提高,高热量食品的摄入量显著增加,造成膳食结构不合理,营养不均衡,导致高血压、高血脂病等慢性非传染性疾病的患病率不断上升。中医没有高血压、高血脂概念,但根据其临床表现,现代中医学者多将高血压归属于"眩晕""头痛",高血脂归属于"痰饮""肥胖"等范畴,并由零散论述散在于历代文献中。如《黄帝内经》云"诸风掉眩,皆属于肝",《丹溪心法》提出"无痰不作眩",《景岳全书》提出"无虚不作眩"等,一般认为眩晕、头痛病位在肝,与血虚、精亏、邪中等有关。《素问·通评虚实论》描述肥胖为"肥贵人,则膏粱之疾也",《丹溪治法心要》则言"肥白人多痰湿",李中梓亦认为"脾土虚弱,清者难升,浊者难降,留中滞膈,瘀而成痰。"指出脾肾虚弱可能是肥胖、痰饮发病的内在因素。

本例患者平时饮食不节，喜食肥甘厚腻，体型肥胖，初诊时头晕头胀，呕恶，心烦，血糖、血压、血脂均异常。辨证痰湿瘀阻，胆胃不和，肝风内动，方拟温胆汤合镇肝息风汤，方中半夏、陈皮、苍白术、枳壳、竹茹、石菖蒲、六神曲等健脾利胆，化湿祛痰；青蒿、苦参、玄参、决明子清肝热；石决明、磁石、代赭石镇肝息风；山楂、丹参活血化瘀。二诊时仍血压偏高，口干口苦，故加用龟甲、黄精养阴柔肝，豨莶草、龙胆草清热平肝。三诊诸症缓解，血压下降，血糖稳定，故守方对症巩固。三月后血压、血糖均稳定，血脂在未用西药的情况下逐渐达到正常。

（刘琴供稿）

临床医话篇

浅谈调治脾胃临床应用一得

脾胃学说是中医脏腑学说中的一个组成部分,调治脾胃是中医临床经常应用的方法之一。"金元四大家"之一的李东垣认为"人以胃气为本""内伤脾胃,百病由生",后世称其为补土派,历代医家评价其善用补法为"医之王道"。笔者应用调治脾胃一法,在临床中获得一些粗浅的体会,简述如下,希同道指正。

一、对脾胃生理功能的认识

脾胃是人体中十分重要的脏腑,脾主运化,胃主受纳,为后天之本,具有对人体中精、气、血、津液生成、转化、输布的功能,为气血生化之源。现代医学认为脾胃包括整个消化系统的功能,与机体免疫、造血、内分泌、体液调节、物质代谢等功能都有密切关系。《素问·经脉别论》曰:"食气入胃,散精于肝……,食气入胃,浊气归心……,饮入于胃,游溢精气,上输于脾。脾气散精……"。《灵枢·玉版篇》曰:"人之所受气者,谷也。谷之所注者,胃也。胃者,水谷气血之海也。"《素问·平人气象论》曰:"之所平人之常气也,人无胃气曰逆,逆者死"。总的来说,人之一身无非气血,气主煦之,属阳,血主濡之,属阴,相互为用,而其源与脾胃功能息息相关。明代李中梓《医宗必读》提出"脾何以为后天之本?盖婴儿既生,一日不再食则饥,七日不食,则肠胃涸绝而死。经云:安谷则昌,绝谷则亡……胃气一败,百药难施。一有此身,必资谷气。谷气入胃,洒陈于六腑而气至,和调于五脏而血生,而人资之以为生者也,故曰后天之本在脾。"笔者曾以调治脾胃之法治愈贫血一例。

[**病例1**] 彭某,女,5岁。于1981年6月15日患急性细菌性痢疾、贫血入院治疗。经庆大霉素、甲氧苄啶、复方黄胺甲恶唑片、硫酸亚铁合剂、叶酸等治疗,症状未见好转,转中医治疗。血常规化验:血色素7.5 g/L。患者面色㿠白少华,口唇色淡,纳谷不馨,四肢少暖,便溏,鼻衄,精神萎软,易汗易感冒,苔薄白质淡,指纹不显,证属先天不足、后天失调、脾胃之气衰弱、气血生化不足,治以益气健脾养血。投参苓白术散合生脉散加减。处方:太子参10 g,怀山药12 g,白扁豆10 g,茯苓10 g,生黄芪15 g,炒白术10 g,仙鹤草30 g,淮小麦15 g,五味子3 g,红枣7枚,炙甘草6 g。服药两周,便溏鼻衄已止,口唇转红,纳谷略好,药既对症,原方太子参易党参,淮小麦易麦冬加炙鸡内金6 g,连服二十余剂。血常规化验:血色素10 g/L。家属为喜,嘱注意营养以调后天。

[**按语**]《灵枢·决气》曰:"中焦受气取汁,变化而赤,是谓血",《灵枢·营卫生会》曰:"中焦亦并胃中,……,此所受气者,泌糟粕,蒸津液,化其精微,上注于肺脉,乃化而为血,以奉生身,莫贵于此"。脾胃为后天之本,小儿脏腑娇嫩,脾胃尚未健全,易虚易实。细菌性痢疾后脾胃受损,五谷充养不足,气血来源减少,不能滋养全身。脾气虚,摄血无权而鼻衄,引起贫血之根本。有形之血不能速生,无形之气当须急固。今用益气健脾为主,补气生血,以无形之气而生有形之血,取"阳生阴长"之意。

二、对脾胃病病理机制的认识

脾胃病病理机制主要是消化系统功能受病。由于脾胃以膜相连,脏腑表里关系密切,加上其生理特点不同,脾属阴土喜燥恶湿,胃属阳土喜润恶燥,脾气宜升则健,胃气宜降则和,所以病理机制不能截然分开,只能从临床表现中辨别脾胃病的寒热虚实。对于脾虚湿困与湿困脾土,在脾胃病中屡见不鲜,关涉脾与湿、正与邪、标与本、虚与实的关系,二者互为因果,相互转化。脾虚是指脾气虚,脾阳不能升发运化是其本。笔者曾以黄芪建中汤治疗胃脘痛(虚寒型)收到满意疗效。

[**病例2**] 陈某,女,29岁。1982年7月3日初诊。胃脘隐隐疼痛三日,伴嗳清水,畏寒,头昏,面色萎黄,纳呆,神疲乏力,苔薄白,脉细弦。证属寒湿气滞中阻,脾胃升降气机失调,胃气上逆则作嗳清水,脾阳不振,寒湿气滞阻塞气机,不通则痛,得按则痛减,证属胃脘痛(虚寒型)。治以健脾益气、和胃降逆。投黄芪建中汤。处方:生黄芪15 g,桂枝6 g,白芍15 g,干姜3 g,半夏10 g,黄芩10 g,乌贼骨12 g,木香6 g,

川楝子10 g,吴茱萸3 g,红枣7枚,炙甘草6 g。服药7剂后,胃脘疼痛明显减轻。连服二十余剂后胃脘痛好转病愈。

[按语] 脾胃同属中州,以膜相连,通连上下,是升降出入运动之枢纽,脾胃升降正常,出入有序,人体脏腑、经络、阴阳、气血功能正常。《素问·调经论》曰:"有所劳倦,形气衰少,谷气不盛,上焦不行,下脘不通"。本例是劳累太过,饮食生冷,寒湿积于中州,脾阳气虚是其本,寒湿气滞是病因,气机失调是关键。寒凝伤阳、滞而不通是胃脘疼痛结症所在。故投黄芪建中汤而获效。

寒湿入侵阻遏脾胃之阳,脾胃阴土得阳始运,脾以阳气为本,为运化水湿的主要脏器。湿为阴邪,其性粘滞重浊,易伤阳气,阻碍气机,故有"水反为湿,谷反为滞"之说。湿困脾土,致脾不能行其津液,聚而成湿(内湿)。《素问·阴阳应象大论》曰:"湿胜则濡泻"。其中水谷之湿也能化而为热,有湿热内蕴之别。笔者曾治愈慢性泄泻(湿困脾土)数例。

[病例3] 郭某,女,50岁。1982年7月20日初诊。腹痛腹泻肠鸣6月余。曾服中西药治疗3月症状未见好转。寒湿挟风,互阻脾胃,湿滞阻遏脾阳,肝气失于疏泄,气机不通则痛,不能运化水湿则肠鸣漉漉。《内经》曰:"清气在下,则生飧泄,浊气在上,则生䐜胀"。腹痛腹胀,肠鸣泄泻5～6次/日,水样不消化食物。大便化验无异常。面色萎黄,纳谷欠佳,神疲乏力,头昏畏寒,苔薄白,脉细濡。治以健脾燥湿兼以疏肝,投理中汤合痛泻要方加减。处方:苍、白术各10 g,炒党参12 g,桂枝6 g,白芍12 g,炒防风6 g,炮姜炭6 g,川椒目6 g,煨诃子10 g,焦楂曲各10 g,茯苓10 g,陈皮10 g。7剂。服药一周后,腹痛腹胀肠鸣好转,泄泻减少,2～3次/日,以晨为甚。久病及肾,脾肾阳亏,以温运脾肾之阳,上方去防风,桂枝易附片加补骨脂10 g、吴茱萸3 g,连服二十余剂,泄泻症状消失,纳食亦增。用补中益气丸巩固疗效。

[按语] 古人有"泄泻不离湿""无湿不成泄"之说。本例是湿盛困脾伤脾,脾虚又可生湿,水湿内聚,脾虚肝乘侮土,症见腹痛、腹胀、肠鸣、泄泻。先投燥湿健脾、抑肝扶土之剂,后以温运脾肾之阳。脾肾之阳既复,湿浊之阴自化而泄泻得以痊愈。

三、脾胃与四脏的关系

"脾胃者,土也",以五行生克制化理论来说明脾胃与其他脏腑的相互关系。脾胃病不仅脾胃自身病变互相转化,而且能影响心肺肝肾发病。明代张景岳在《景岳全书·论治脾胃》中指出:"脾胃有病自宜治脾,然脾为土脏,灌溉四旁,是以五脏中皆有脾气,而脾胃中亦皆有五脏之气,此其互为相使,有可分而不可分在焉。故善治脾者能调五脏,即所以治脾胃也;能治脾胃而使食进胃强,即所以安五脏也。"由于生理方面相互联系,病理方面相互影响,因而调治脾胃可以治其他四脏疾病。笔者曾以健脾益气养血之法治愈频发室性早搏一例。

[病例4] 陈某,男,7岁。1981年7月20日初诊。1月前诊断中毒性细菌性痢疾、中毒性心肌炎、贫血入院治疗。因早搏症状未见好转,转中医治疗。患者面色萎黄,少华,精神疲倦,四肢少暖,心悸惊恐,自汗,纳谷不馨,有时便溏,苔薄白,指纹淡,脉细数。心电图检查:窦性心动过速,频发室性早搏。证属脾虚湿困,脾阳失运,心气不足。治以温运脾阳,益气养血,宁心安神。投理中汤合生脉散加减。处方:党参10g,桂枝5g,白术10g,炮姜炭5g,白芍10g,白扁豆10g,茯苓10g,浮小麦15g,五味子3g,鸡内金6g,红枣7枚,焦楂曲各10g,炙甘草6g。7剂。服药一星期后自汗、便溏已止,纳谷见增,精神转佳。心悸惊恐为差,苔薄,脉细数。前方准小麦易麦冬,炮姜易干姜3g,加煅龙齿续服10剂。三诊复查心电图:窦性心动过速,偶发室性早搏1次,早搏症状基本控制,除服中药外加用皮尾参每日代茶,以调补中气,现随访病已痊愈。

[按语] 细菌性痢疾后脾胃受损,脾虚湿困,脾阳不振,水湿不得运化而便溏,脾阳气虚不能转输精微。《素问·平人气象论》曰:"胃之大络,名曰虚里……出于左乳下,其动应衣,脉宗气也"。《素问·痹论》曰:"荣者,水谷之精气也……卫者,水谷之悍气也。"营卫之气和吸入的大自然之气相合积于胸中便是"宗气"。宗气走息道以行呼吸,贯血脉以行气血。《素问·脉要精微论》曰:"代则气衰",说明中气不足,心阳亦不足,心失所养则心悸惊恐,四肢少暖,神疲乏力诸症见矣。《难经》曰:"损其心者,调其营卫"。投健脾益气养血之剂,使气血生化有源。补脾生血,增进供血之源,使气血充足,循环通畅,心血得养,心气得充而痊愈。

四、脾胃与其他脏腑功能的关系

脾之与胃,一脏一腑,一虚一实,经络表里相属。《素问·五脏别论》曰:"所谓五脏者,藏精气而不泻也,故满而不能实。六腑者,传化物而不藏,故实而不能满也。"指出脏与腑在功能上的基本区别。六腑以通为用,以通为补,对治疗急腹症、肠梗阻、阑尾炎、胆道疾病具有临床指导意义。笔者曾以通腑泄浊之法治愈胆囊疾病数例。

[病例5] 康某,男,76岁。半年来,中上腹部剧烈疼痛反复发展,曾住县医院治疗。拟诊胆道感染对症治疗,疼痛缓解出院。后去上海市中山医院作B型超声波检

查,拟诊胆囊炎,胆结石不排除。因年高体衰不愿手术治疗,转中医治疗。面色萎黄,巩膜黄染,畏寒恶风,恶心呕吐,呕吐物为苦水胆汁,右上腹疼痛,胸胁苦满,大便四日未解,尿短赤,苔薄黄腻,脉细数带弦。证属肝胆失泄,湿热气滞中阻,胆汁外溢,脾胃升降失调,邪在少阳阳明,治以通腑降浊,投大柴胡汤加减。处方:柴胡6 g,金钱草30 g,炙鸡内金10 g,郁金10 g,大黄10 g,枳实10 g,海金沙12 g,莱菔子30 g,厚朴5 g,木香9 g,元明粉10 g,生甘草3 g。七剂。服药后两天大便见通,腹胀疼痛缓解,一星期后巩膜黄染明显减少,续服三星期(去元明粉)。再作胆道造影未见异常。

[按语] 脾胃位处中州,为气机升降之枢纽。《灵枢·四时气》曰:"邪在胆,逆在胃,胆液泄则口苦,胃气逆则呕苦,故曰呕胆。"清代黄元御说:"肝气宜升,胆火宜降。然非脾气之上行,则肝气不升;非胃气之下降,则胆火下降"。本例属湿热气滞,郁阻气机,脾胃、肝胆气机升降失调,脏腑表里为病,不通则痛,故以通腑降浊,使湿热积滞之邪从腑外泄,胆胃之火气得以通降,气通痛止,巩膜黄染亦退。

五、结束语

本文以调治脾胃着手,从生理功能、病理机制、五脏相关、脏腑功能特点,以异病同治方法指导临床,收到了一定的治疗效果。限于水平、理论与经验很不成熟,笔者不揣愚昧,谨此点滴,供同道参考。

浅谈老年咳喘证治体会

我国一般将"花甲之年"即 60 岁以上称作老年,随着社会的发展,老龄化程度不断加重,防治老年病尤为重要。祖国医学宝贵文献对老年医学研究具有重要指导作用,《素问·阴阳应象大论》曰:"年四十而阴气自半也,起居衰矣。年五十,体重,耳目不聪明矣。年六十,阴萎,气大衰,九窍不利,下虚上实,涕泣俱出矣。"近年来中医老年医学临床研究内容十分丰富,研究中突出中医特色,坚持中医基础理论,对老年病的防治,运用辨证论治法则进行研讨,逐步深入认识老年病的诊治规律,引起人们的重视。老年慢性呼吸道疾病(包括慢性支气管炎、支气管哮喘、肺气肿、肺心病等慢性阻塞性肺部疾患)属中医咳嗽、痰饮、哮喘等范畴,是临床难治常见病之一,发病率高,以男性为多见,与吸烟、饮食起居失养有关,常反复发作,病因病机错综复杂,病情变化莫测。周氏认为,老年病的临床特点为多病共存、虚实夹杂,临床症状不够典型,内环境不稳定和脏器贮备功能减退,以虚或虚实夹杂为主,有时也可出现邪实之证[1]。笔者通过学习有关资料,结合临床实践,对老年咳喘病总结为本虚标实、虚实夹杂、以虚为本、上实下虚,即本虚从脏腑辨证用药,标实从寒热辨证用药。以下结合现代医学之病进行辨证论治,谈些粗浅体会,不当之处,希同道斧正。

一、本虚脏腑辨证用药

(一) 肺气虚临床见证

咳喘,气短促,动则更甚,语音低微,易感冒,受风寒则咳喘即发,鼻鸣,自汗,舌淡红、苔薄白或白腻,脉沉细。病机:肺主皮毛,卫外阳气不固,感受风寒失于清肃。治以补肺化痰,佐以降气平喘。本虚是老年咳喘发病之关键。《素问·通评虚实论》曰:"精气夺则虚",又曰:"气虚者,肺虚也"。《素问·评热病论》曰:"邪之所凑,其气必虚"。《素问·五脏生成论》曰:"诸气者,皆属于肺"。明代张景岳说:"肺主气,气调则营卫脏腑无所不治",又说:"气本属阳,气不足便是寒"。气虚属于阳虚。笔者常用玉屏风散合桂枝汤,黄芪重用,生脉饮、苏子降气汤加减。喘重汗出则麻黄根、炙麻黄同用,加杏仁、浙贝母、僵蚕、干地龙、丹参等。

（二）脾阳虚临床见证

平时痰多，咳喘气短，四肢酸重，乏力倦怠，咳痰白沫黏液，食少纳呆，腹胀便溏，浮肿，舌胖、边齿印、苔白腻，脉沉滑、濡细。病机：脾虚运化转输失常，湿痰内聚，阻塞气道。治以益气健脾，佐以化痰。老年咳喘的病理变化在于痰，"脾为生痰之源"。脾胃为后天之本，补土可以生津。丹溪治痰以理气健脾为大法。汪昂云："治痰宜补脾，脾复健运之常而痰自化矣"。笔者常用二陈汤合六君子汤为主，加炙麻黄、杏仁、厚朴、款冬花、紫菀宣肺化痰，山药、淫羊藿、沉香温肾纳气。

（三）肾阳虚临床见证

咳喘气促，动则气短，咳痰白沫黏液，形寒肢冷，腰膝酸软，面色㿠白，面目浮肿，头昏耳鸣，夜尿频数，小便余沥，舌质淡胖，苔白腻滑润，脉细无力。病机：肾虚气化不利，水泛为痰为饮，上实下虚。治以温补肾阳，纳气定喘。许德盛认为，补肾法可在一定程度上抑制哮喘气道反应性的季节性升高趋势，起着维护气道稳定性的作用，从而维护肺阳通气功能，减轻哮喘的发作[2]。笔者常用肾气丸合麻黄附子细辛汤加减：熟地、山萸肉、巴戟肉、炙麻黄、附子、细辛、桂枝、五味子、干地龙、磁石、泽泻、茯苓。

二、标实寒热辨证用药

（一）寒证临床见证

咳喘痰多，痰状为白色泡沫，粘稀而透明，畏寒，口不渴，胸闷气短，动则气短，小便清如水，舌淡红、苔薄白或白腻，脉弦细或濡滑无力。病机：寒邪外束，痰气壅阻于上，肺失清肃，肾气损于下，摄纳无权。治以温肺化痰，止咳平喘，兼顾益肾。刘氏认为，肺与外界气候关系极为密切，有人研究了寒冷对慢性阻塞性肺部疾病的影响，发现寒冷的侵袭能引起气道痉挛，并损害慢性支气管炎患者的支气管黏膜上皮细胞，确认寒冷可直接损害肺脏功能，引发病情加重甚至导致死亡[3]。《素问·通评虚实论》曰："邪气盛则实"。此证为慢性支气管炎、支气管哮喘之急性发作期。笔者常用三拗汤、小青龙汤、桂枝厚朴杏仁汤加减，咳喘剧烈、喉间痰声加射干、白果、干地龙、鱼腥草，及淫羊藿、沉香平喘纳气之品。

（二）热证临床见证

咳喘气促痰多，咳痰黄稠而黏或黄白相兼，身热口渴，溲赤便干或秘，舌质红、苔薄黄,脉浮数或滑数。病机:痰热阻肺复感风热之邪,肺失宣肃,肾虚于下,摄纳无权。治以清热化痰,止咳平喘,兼顾肾虚。此证为慢性呼吸道疾病合并感染期。以痰热之邪为主,清热化痰治其标。笔者常用麻杏石甘汤、泻白散加减,加鱼腥草、金银花、知母、黄芩、桔梗、枳壳、瓜蒌、浙贝母,便秘加大黄通腑泄热。

三、体会

多年来临证体会,老年咳喘为慢性难治性常见病,病程长,兼病多,辨治较困难,不能根治,反复发作。必须掌握本病特点,即以虚为本、以实为标。在慢性缓解期、迁延期,治以扶正祛邪,"缓则治其本"。笔者自拟固本定喘散:人参 30 g(肾阴虚用西洋参)、紫河车 60 g、蛤蚧一对(去头足)、浙贝母 60 g、僵蚕 30 g、干地龙 60 g、白芥子 30 g,研粉,每日早晚服 6 g,应用于临床,有防治作用。在急性发作期以实为标,"急则治其标",予宣肺化痰,止咳平喘。同时应注意几个方面:① 患者绝对戒烟、戒酒、忌食辛辣食物,减少呼吸道刺激感染概率。② 注意保暖,寒凉是本病最重要的诱发因素。③ 禁止暴饮暴食、膏粱厚味,杜绝湿痰生成之源。④ 提倡食疗保健,服用百部百合粥、茯苓米仁粥、半夏陈皮粥等。⑤ 起居适时、加强体质锻炼、调养情志、定期适当作肺部检查,有助于防止呼吸道疾病之复发。

参考文献

[1] 周文泉,张文彭,糜仪.中医药防治老年病研究述评[J].上海中医药杂志,1990(5):32-35.

[2] 许德盛,沈自尹,胡国让,等.补肾法稳定哮喘气道反应性作用的观察[J].上海中医药杂志,1988,22(11):14-15.

[3] 刘爱民.呼吸系统病死亡节律探讨[J].北京中医学院学报,1990,13(6):23-25.

《金匮要略》方临床应用

《金匮要略》是一部理论与实践相结合的经典著作,对中医临床具有指导作用,是治疗杂病的典范。笔者学习应用于临床,疗效满意,隅举数例介绍于后。

一、闭经:继发不孕用桂枝茯苓丸

[病例1] 李某,女,27岁。1980年7月21日初诊。

结婚三年,闭经至今,身体丰盛肥胖,因不孕去上海某妇产科医院诊治,妇检:双侧输卵管肿胀,继发不孕。前医曾投调益冲任、活血化瘀之大黄、蛰虫之类,罔效。追问病史,婚前曾行人流术,冲任受损,婚后房事过度,耗伤肾气。气虚则气滞,气化不行,肝失疏泄,水湿痰瘀互阻络脉,内聚胞宫而闭经。少腹胀满,小便短少,留恋肌表则体胖而沉重、头昏目眩,饮食尚可,面色萎黄,苔薄白滑,质胖略滞,脉细弦。治以温阳通络,行气化水,投桂枝茯苓丸加味。

[处方] 桂枝15 g,茯苓30 g,桃仁10 g,丹皮10 g,赤芍10 g,冬葵子10 g,炙葶苈10 g,川椒目6 g,桑白皮10 g,泽泻10 g,车前子10 g,柴胡6 g。

服药7剂,腑气通,小便增多,身重释轻,少腹胀满显减,苔薄白、质转红,脉细数而弦。气化已行,气行则血行,水湿痰瘀则自退。再以原方减桑白皮、川椒目、炙葶苈,加生地15 g,当归10 g,川芎10 g。续服7剂。两周后经行,量不多,色紫,里有块。再服7剂,嘱停药,节制房事。后得一子现健在。

[按语] 桂枝茯苓丸由桂枝、茯苓、丹皮、桃仁、赤芍组成,方丸改汤剂。本例肥人多痰湿,闭经则由水湿痰瘀内停、肾气虚损不能化气行水所致。《医宗金鉴·妇科心法要诀》说,"或因体盛痰多,脂膜壅塞胞中而不孕",故投温阳通络,化气行水而获效。

二、风水:急性肾炎用越婢汤

[病例2] 刘某,男,15岁。1982年2月6日初诊。

三日来恶寒怕风,发热咽痛,全身关节酸痛,继则面目浮肿,四肢皮肤亦肿,压之凹陷不起,小便短少,纳呆,面黄少华,神疲乏力,苔薄白、质不红,脉浮数。此系风寒挟湿之邪外袭,留恋肺卫,气化失司,水湿内聚之故。尿检:蛋白3+,白细胞20~25个/HP,红细胞2~5个/HP,颗粒管型少。证属风水(急性肾炎),治以宣发水气,投越婢汤加味。

[**处方**] 生石膏30 g,麻黄6 g,生姜3片,红枣7枚,白茅根30 g,车前子10 g,蒲公英30 g,蝉衣6 g,连翘10 g,大腹皮10 g,赤小豆30 g,生甘草6 g。

服药5剂,恶寒怕风发热症减,浮肿消退,纳谷亦增。尿检:蛋白少,白细胞5~10个/HP,红细胞0~2个/HP。原方续服5剂。尿检:(-),诸患悉平,调理脾胃善后。

[**按语**] 越婢汤方由麻黄、生石膏、生姜、大枣、甘草组成。风水是水肿病的一个证型,有风寒与风热外邪袭表之不同。本例风寒挟湿之邪,壅郁而化热,由咽喉入侵于肺,肺气失于宣畅,不能通调水道下输膀胱,风遏水阻,风水相搏,泛溢肌表为水肿。故投越婢汤加味而病愈。

三、眩晕:痰饮内停用苓桂术甘汤

[**病例3**] 潘某,男,57岁。1984年3月23日初诊。

头晕目眩、心悸怔忡病已三月。曾去上海第八五医院作脑电图(-),X线片(-);神经科会诊无异常;五官科检查:眼球震颤(-);甘油三酯195 mg/L,胆固醇182 mg/L,血压135/85 mmHg,中西药治疗罔效。经人介绍来院门诊,扶入诊室。头晕目眩而重胀,二目紧闭,面色萎黄暗滞,神志清而懒言,面部略浮肿,胸闷恶心,动则吐,心悸怔忡,小便短少,舌质胖润,苔薄白腻,脉细涩。头为诸阳之首,痰饮内聚上扰清窍,清阳失聪而眩晕,泛溢身面则浮肿,上凌于心则心悸。治以温通阳气,化饮利水。投苓桂术甘汤加味。

[**处方**] 茯苓30 g,桂枝10 g,白术10 g,熟附片6 g,姜竹茹10 g,桑、荷叶各10 g,泽泻15 g,磁石30 g,红枣7枚,淮小麦30 g,甘草6 g。

服药7天,头晕目眩、心悸怔忡、胸闷恶心减轻,小便增多,身面浮肿消退,苔薄白、质转红,脉细数,面色转红。痰饮渐化,阳气得发。原方续服7剂,诸症皆除而病愈。

[**按语**] 苓桂术甘汤为治疗痰饮病最佳方剂之一,由茯苓、桂枝、白术、甘草组成。本例病过三月,心脾肾阳气虚衰,水饮内停,心阳虚不化水,脾气虚不能制水,肾

阳虚气化无权而致病,故投本方获效。

四、胁痛:热郁少阳用大柴胡汤

[**病例4**] 康某,男,76岁。1984年9月5日初诊。

半年来,中上腹部剧烈疼痛反复发作,曾两次住院治疗。B超提示:胆囊炎,胆石症。因年老体衰不愿手术转中医治疗。近一星期来畏寒怕风、寒热往来,中上腹疼痛持续三日,大便已四日未解,胸胁苦满,恶心呕恶,吐出苦水胆汁,面色萎黄,巩膜黄染,尿短赤,苔黄腻、质红,脉细数带弦。证属湿热内郁,气滞中阻,肝胆失泄,邪留少阳,热结阳明。治以清热通腑,疏理肝胆。投大柴胡汤去姜枣加味。

[**处方**] 柴胡10 g,黄芩10 g,生大黄10 g(后下),赤芍10 g,半夏10 g,元明粉6 g(冲服),金钱草30 g,炙鸡内金10 g,郁金10 g,木香9 g,厚朴6 g,莱菔子15 g。

服药两天大便已通,日行2~3次,中上腹疼痛缓解,胸胁苦满、恶心呕吐症减,一星期后巩膜黄染减退。上方去元明粉,生大黄改用6 g,加焦楂曲续服,健脾和胃调理善后。胆道造影未见异常。

[**按语**] 大柴胡汤由柴胡、黄芩、芍药、半夏、枳实、生大黄、大枣组成,可治疗胆胃实热、气滞受阻、疏泄不利、大便秘结、腹部疼痛、口苦呕吐等症,用于治急性胆囊炎、胆石症皆可取效。《灵枢·四时气》曰:"邪在胆,逆在胃,胆液泄则口苦,胃气逆则呕苦,故曰呕胆。"本例湿热郁于少阳,热结阳明,为肝胆脾胃、脏腑表里、气机升降失调,不通则痛,气通则痛止而病愈。

中医辨证分型治疗慢性肝炎临床体会

慢性肝炎属中医胁痛、湿阻、黄疸等病范畴,是临床常见病、多发病之一。由急性肝炎后因循失治、治疗不当、饮食调养失节、过食油腻、饮酒、情绪变动、寒湿失调、劳累过度等因素,导致湿热之邪留恋肝胆;肝失疏泄,肝气郁结,肝木犯胃以致脾胃虚弱;肝病日久,湿度蕴郁阻滞,气机不畅,气滞则血瘀,正气不足,久病伤阴,肝肾同源形成肝肾阴虚;造成急性肝炎治愈后,又出现肝功能异常。出现自觉神疲乏力、疲软乏力、肝区不适、胀闷隐痛、胁肋刺痛、纳谷不馨、心烦少寐、口苦目眩等临床症状。这些均为慢性肝炎反复不愈之主要病因病机。笔者根据 1984 年《病毒性肝炎防治方案(试行)》中的慢性肝炎诊断标准,在临床门诊中按中医辨证分型肝胆湿热、肝郁脾虚、阴虚瘀阻、肝肾阴虚进行治疗。现将部分积累病例资料总结介绍如下:

一、病例资料

[病例 1] 张某,男,28 岁。1988 年 4 月初诊。

患者十月前患急性黄疸型肝炎住院,治疗两月后肝功能及各项指标均恢复正常。但自觉神疲乏力,自认为病后体虚而进食膏粱厚味,吃糖、鸡蛋、奶粉营养过剩,身体虽胖,倦怠乏力更甚,近一周来肝区隐痛,纳食显减,恶心难过,口苦心烦,巩膜黄染,尿短赤黄伴低热,苔薄黄、质红,脉滑数带弦。临床诊断慢性肝炎,证属湿热积滞内郁、肝胆失于疏泄。治以清热解毒,疏肝利胆。投龙胆泻肝汤加减。处方:生地 30 g,白花蛇舌草 30 g,山栀 10 g,黄芩 10 g,丹参 30 g,丹皮 10 g,柴胡 6 g,枳壳 10 g,赤芍 10 g,炙鸡内金 10 g,龙胆草 6 g,茵陈 15 g,虎杖 30 g,生甘草 6 g。二诊服药两周,低热、口苦心烦、恶心难过、巩膜黄染均减。三诊后减龙胆草、茵陈、柴胡,加黄芪 15 g、女贞子 30 g,一月后复查肝功能正常。嘱注意休息、节制饮食。

[按语] 本方为清热解毒、疏肝利胆之剂,根据中药药理研究,具有抗菌消炎、减轻肝实质炎症、减少干细胞变性坏死之效,能促进肝细胞修复和再生,改善肝内微循环,从而改善肝脏营养,促进胆汁分泌,增加胆流量,疏通肝内毛细血管,增强细胞免疫,促进网状内皮细胞的吞噬功能。马铭安认为清热解毒药具有抑制免疫作用,对

自身免疫较强的患者,可用抑制免疫的药物来抑制其适应性免疫应答,使之达到自我稳定,肝细胞免遭损害[1]。如白花蛇舌草、黄芩、虎杖等,能达到利胆退黄、恢复肝功能的治疗效果。

[病例2] 倪某,女,30岁。1989年2月初诊。

1年前因患急性肝炎住院治疗1月,肝功能正常,出院后连续复查三次均正常。近1个月来劳累过度,精神不振,面色萎黄,不思饮食,食后则胀,两胁胀痛,脘痞胸闷,肝区隐隐胀痛,四肢酸软乏力,便溏,情志不畅,苔薄白、质淡红,脉弦细。复查肝功能:血清谷丙转氨酶64 U/L。临床诊断慢性肝炎,证属肝郁脾虚。治以益气健脾,佐以疏肝。投参苓白术散加减。处方:炒党参15 g,炒白术10 g,炒白芍10 g,茯苓10 g,山药15 g,白花蛇舌草30 g,柴胡6 g,枳壳10 g,郁金10 g,丹参15 g,八月札10 g,黄芪15 g,黄芩10 g,生甘草6 g。

二诊,服药两周诸恙均好转,续服一月后复查肝功能正常。

[按语] 本方以益气健脾、培土抑木为治疗慢性肝炎的关键环节。《金匮要略》曰:"实脾则肝自愈,此治肝补脾之要妙也。"黄芪、党参、白术、茯苓对免疫功能有促进作用,能增强网状内皮系统的吞噬功能,提高人体白细胞诱生干扰素的功能[2]。实验表明人参多糖能提高网状内皮系统的吞噬功能,刺激溶血素的产生,使血液淋巴中的T细胞增多,B细胞降低[3]。现代医学认为本病主要与细胞免疫功能低下有关。近年来较多资料证明健脾能增强机体免疫功能。

[病例3] 杨某,男,25岁。1989年12月初诊。

患者1987年7月体检发现肝功能异常,临床诊断慢性乙肝。病史两年。经西药肝必复、能量合剂、干扰素、保肝治疗罔效。转中医治疗。症见面色黯滞,萎黄少华,右胁胀痛刺痛,肝区不适感,神疲乏力,纳谷不馨,少寐,齿衄,舌质红绛、苔少,脉细弦带涩。证属病久气阴受损,阴虚瘀阻。治以益气养阴,活血化瘀。投以生脉丹参饮方加减。处方:生地30 g,北沙参15 g,麦冬10 g,五味子10 g,川石斛15 g,白花蛇舌草30 g,丹参30 g,丹皮10 g,莪术10 g,龟、鳖甲各10 g,连翘15 g,女贞子30 g,生甘草6 g。上方连续服三个月,加黄精15 g,生黄芪30 g,人参鳖甲煎丸10 g,日服二次,又服三个月。HBsAg阴性,HBeAg阴性,HBcAb阴性。患者自觉症状明显好转,面色转红润,肝区无不适感,随访复查三次未见异常。

[按语] 本方益气养阴,实验表明补阴能提高抗体免疫功能,滋补肾阴能延长抗体存在时间[4],包括药物如鳖甲、沙参、麦冬。据冯氏报道,女贞子可促进细胞内的各种可分泌因子(如各种受体)迅速分泌到细胞表面,从而增强细胞的应答能力,对于因抑制T细胞活性过高而引起的免疫功能低下,女贞子可能是较好的免疫调节

药物[5]。

[病例 4] 高某,男,42 岁。1990 年 4 月初诊。

患者 1967 年确诊急性黄疸型肝炎,经治疗一年后肝功能正常,此后曾反复发作 3~4 次。近一月来右胁胀痛,肝区微胀微痛,自感紧绷不舒,口苦咽干,头昏目眩,腰膝酸软,倦怠无力,偶见齿衄,面色黯晦,舌红、略绛、苔少,脉细数。临床诊断慢性迁延性肝炎。证属病久伤阴,肝肾阴虚。治以柔肝养肝,佐以益肾。投一贯煎加减。处方:川楝子 10 g,北沙参 15 g,麦冬 10 g,枸杞子 10 g,白芍 15 g,郁金 10 g,白花蛇舌草 30 g,丹参 30 g,丹皮 10 g,女贞子 30 g,生地 30 g,黄精 15 g,八月札 10 g,生甘草 6 g。上方服药一月后,减川楝子加黄芪 30 g,又服一月,临床症状消失,复查肝功能正常。

[按语] 本方柔肝养肝、益气养阴。祛邪解毒取甘寒,扶正取黄芪、黄精甘温、寒温相佐,白芍、甘草酸甘化阴,对慢性肝炎血分化热、阴液暗亏、肝体被耗尤为重要,对机体免疫有双向调节作用。

二、体会

现代医学认为在慢性肝炎中,由于肝炎病毒的不断复制,导致肝功能反复异常。中医学认为是疫毒之邪侵伏和湿热留恋;肝郁脾虚;阴虚、气滞瘀阻;病久耗阴、肝肾受损。在以上四个病例中均投生地、丹参、丹皮、白花蛇舌草、生黄芪、女贞子等益气养阴、解毒化瘀之品。中药药理研究认为,生地可促进细胞免疫功能,改善凝血机能障碍引起的出血倾向,因其富有铁质亦可生血养肝;丹参苦寒,活血祛瘀、养血凉血,可改善肝脏循环及结缔组织增生,调正和提高免疫功能,对肝功能的改善、肝细胞的修复,也有较好的效果;丹皮清热凉血,活血散瘀,配生地治阴虚血热瘀滞证尤宜;白花蛇舌草清热解毒,可明显增强网状细胞及白细胞的吞噬能力,提高机体免疫功能[6]。另外,柴胡可抗炎抗肝损伤、抑制纤维增生;郁金可促进胆汁分泌及降低血清胆红素;八月札苦平,疏肝理气而不伤阴,且能活血,对控制肝细胞纤维化有一定作用;五味子有抗肝损伤、降酶作用;生甘草有增强肝脏解毒功能、抗炎抗变态反应及免疫抑制作用。因此笔者对慢性肝炎的治疗,发挥中医治病特色优势,从中医辨证论治出发,结合学习中药药理知识为指导,寻求有效的组方用药,临床疗效较为满意。因水平有限,不妥之处希同道指正。

参考文献

[1] 马铭安. 中医治法与免疫学的关系[J]. 贵阳中医学院学报,1987(2):29 -

31,44.

[2] 陈新谦. 新编药物学(第12版)[M]. 北京：人民卫生出版社,1985.

[3] 沈国兴. 中草药对机体免疫作用的研究概述[J]. 医药情报,1986(1)：39.

[4] 王昕耀,邱茂良. 扶正祛邪促进慢性乙肝抗原携带者阴转刍谈[J]. 陕西中医,
    1988,9(6)：263-264.

[5] 冯作化,范秀容. 女贞子、刺五加对T细胞促进作用的实验研究[J]. 中国免疫学
    杂志,1986,2(2)：88-91.

[6] 万铭. 养阴解毒化瘀汤治疗慢性活动性肝炎28例[J]. 江苏中医,1990(8)：
    21-22.

临床医话篇

虫（动物）类药物临床应用

对虫（动物）类药物的认识在我国具有悠久的历史。我们的祖先在谋求生存而与大自然斗争的过程中，曾经"饮血茹毛""山居则食鸟兽""近水则食鱼鳖螺蛤"，逐步发现了一些有治疗作用的虫类，认识了虫（动物）类药物，奠定了虫类药物学理论和应用的基础。冯师业医已六十年，学验俱丰。冯师认为疑难杂症或久病多为痰瘀作祟、真阴亏虚，而动物类药物尤其是虫类药物多具有破血行血、化痰散结、息风搜剔止痛的共性，甲壳类药物又具有养阴润燥散结之特征。所以，冯师在治疗疑难杂症时，不仅强调辨证施治，还会根据虫（动物）类药物的各自特点，加减运用。现将冯师对虫（动物）类药物的应用举例如下：

一、癌性疼痛

[病例 1] 徐某，女，70 岁。

初诊：曾行子宫癌切除术（具体不详），目前出现多发性癌转移。此次患者主要因"腹部疼痛"就诊，伴大便困难、稍许口干、胸闷不适。患者面色少华，舌暗、苔薄白，脉细。辨证：气滞血瘀。治以疏肝理气活血。

[处方] 黄芪 30 g，党参 30 g，三棱 10 g，莪术 10 g，延胡索 15 g，柴胡 10 g，石斛 15 g，九香虫 9 g，细辛 6 g，没药 6 g，梅花 10 g，枳壳 10 g，白芍 15 g，白花蛇舌草 30 g，半枝莲 15 g，丹参 15 g，茯神 10 g，大枣 20 g，木香 6，槟榔 10 g，香附 10 g。7 剂。

二诊：前方服用后，腹痛症状好转，舌暗、苔薄白，脉细。前方取效，守方续服。处方：上方续服 7 剂。

[按语] 本例癌性疼痛，使用九香虫以温肾助阳，行气止痛，配合细辛祛风止痛，延胡索、香附、梅花理气止痛，三棱、莪术、没药活血止痛。治疗效果满意。

二、月经不调

[病例 2] 苏某，女，42 岁。

初诊：月经近3月未行，妊娠试验(一)，平时月经量少，易恼怒忧虑，每次经前头痛，舌红、苔薄白，脉细弦。冲任失调，肝郁血虚。治以养肝理气调经。

[处方] 生地30g，当归10g，川芎10g，红花10g，赤芍10g，桃仁10g，生石决明30g(先煎)，柴胡10g，枳壳10g，路路通10g，莪术10g，白术10g，川牛膝10g，川楝子10g，绿萼梅10g，月月红6g，青皮6g，茯苓10g，红枣20g。

二诊：月经仍未至，腰酸乏力，舌暗红、苔薄白，脉细弦。继续养血安肝，活血调经。

[处方] 生地30g，熟地30g，当归10g，川芎10g，西红花0.5g，白芍15g，柴胡10g，枳壳10g，三棱10g，莪术10g，桃仁10g，川楝子10g，小茴香6g，巴戟肉10g，绿萼梅10g，生甘草6g，地鳖虫6g，路路通10g，川牛膝10g，续断18g。

三诊时月经已至，色暗红，无痛经，无头痛。继续治以养血调肝。

[按语] 本例患者月经不调，停经三月。辨证系肝肾不足，气虚瘀滞，处方桃红四物汤化裁以养血活血、疏肝理气。月经未至，加用地鳖虫破血逐瘀，配合巴戟肉、小茴香、续断温阳补肾，月经即至，病得以愈。

三、耳鸣

[病例3] 杨某，女，64岁。

初诊：头昏、耳鸣、鼻塞、喷嚏，皮肤湿疹瘙痒反复不愈，倦怠乏力，面色少华，舌红、苔薄腻，脉浮细。风湿之邪困于卫表，治以扶正祛风，清热燥湿。

[处方] 生黄芪30g，苍术10g，白术10g，炒防风10g，蛇床子15g，白芷10g，葛根10g，苍耳子10g，细辛3g，辛夷6g，野菊花10g，荆芥10g，磁石30g，蜂房9g，蝉蜕6g，藿香9g，薄荷6g，蒲公英30g，泽泻10g，红枣20g，川牛膝10g，黄柏10g。7剂。

二诊：用药后症状均明显改善，舌红、苔薄，脉细滑。守方续服。

[处方] 上方加续断18g续服。

[按语] 本例耳鸣系风湿侵袭卫表，肺卫失宣，鼻窍不通，诱发耳鸣；风湿浸淫肌表，湿疹瘙痒反复不愈，故在芳香开窍、化湿祛风基础上加用蜂房、蝉蜕以祛风止痒，疗效显著。

四、咳喘

[病例4] 胡某，男，55岁。

初诊：慢性咳喘 10 余年，上周贪凉，病情发作。咳嗽明显，咯白沫痰，难咯，时有气喘，食纳、夜寐可，二便正常，苔淡黄腻、质暗红，脉细滑。

[处方] 炙麻黄 6 g，桂枝 6 g，苦杏仁 9 g，生甘草 6 g，半夏 9 g，射干 12 g，紫菀 9 g，款冬花 9 g，白前 9 g，前胡 9 g，僵蚕 6 g，丹参 10 g，细辛 3 g，五味子 6 g，白芍 9 g，枇杷叶 9 g，鱼腥草 30 g，干姜 3 g，大枣 9 g。7 剂。

二诊：近来咳喘逐渐减轻，间有咳嗽，痰黏色白，呼吸困难，喉中有痰，大便尚调，苔腻罩黄，脉细。仍当宣利肺气，化痰平喘。

[处方] 炙麻黄 6 g，苦杏仁 9 g，甘草 6 g，法半夏 9 g，款冬花 9 g，白前 9 g，射干 12 g，桑白皮 9 g，细辛 3 g，干姜 3 g，桔梗 6 g，枳壳 9 g，僵蚕 6 g，地龙 10 g，丹参 10 g，紫苏子 9 g，紫菀 9 g，鱼腥草 30 g。7 剂。

[按语] 僵蚕、地龙、丹参为冯师用于支气管炎急性期的常用药对，具有息风活血、止痉平喘、协助排痰等功效，临床效果显著。

五、汗证

[病例 5] 仲某，女，32 岁。

产后一月余，自汗明显，夜间亦有盗汗，便秘、2～3 日一行、质硬，畏寒怕风，腰酸、关节痛。舌淡红、苔薄白，脉沉弱。产后气血亏虚。治以补益气血，健脾止汗。

[处方] 炒党参 30 g，黄芪 30 g，炒白术 15 g，茯苓 9 g，防风 12 g，葛根 9 g，石斛 15 g，川牛膝 9 g，甘草 6 g，当归 9 g，郁金 9 g，大黄 3 g（后下），麻黄根 15 g，浮小麦 15 g，生地 15 g，碧桃干 15 g，大枣 20 g，续断 15 g，龙骨 15 g（先煎），牡蛎 15 g（先煎）。7 剂。

[按语] 患者系产后多汗，因孕产耗伤精血，精血不足，气阴亏虚，故多汗。上方在健脾益气、补肾养血基础上，加用收敛止汗之品，疗效明显。其中龙骨、牡蛎不仅收敛固涩止汗，还能潜阳安神。

六、痹证

[病例 6] 顾某，女，72 岁。

主诉：双手麻木、疼痛，不能升举，颈部僵硬，不能转动，持续数月。患者自述怕冷，双手疼痛、酸楚、麻木、重着以及活动障碍，无关节红肿及全身发热，颈部僵硬，不能转动达数月，面部呈痛苦貌，面色少华，语声低微，大便正常，苔薄白，脉弦细。诊断：痹证（风湿痹阻）。患者为老年女性，属寒邪兼夹风湿，留滞经脉，闭阻气血；肝肾不足，经脉失于濡养、温煦。治以祛风散寒，培补肝肾，舒筋止痛。

[处方] 黄芪30 g，桂枝10 g，白芍15 g，熟附片9，羌活12 g，独活6 g，细辛6 g，没药6 g，延胡索15 g，柴胡10 g，枳壳10 g，白芷10 g，葛根10 g，白术10 g，炒防风10 g，秦艽10 g，威灵仙10 g，大枣20 g，续断15 g，炙麻黄6 g，知母6 g，炙甘草6 g。7剂。

二诊：症状无明显改善。

[处方] 黄芪30 g，桂枝10 g，白芍15 g，熟附片9，羌活12 g，乳香3 g，没药3 g，全蝎3 g，蜈蚣1条，延胡索15 g，白芷10 g，葛根10 g，秦艽10 g，威灵仙10 g，大枣20 g，续断15 g，桑寄生15 g，石斛15 g，炙麻黄6 g，豨莶草30 g，炙甘草6 g。7剂。二诊后患者关节不适、颈部僵硬症状较前改善。

三诊：患者关节不适、颈部僵硬症状较前改善。治已奏效，守方续服。

[处方] 上方加地鳖虫6 g，僵蚕6 g。7剂。此剂续服3周后，患者关节不适、颈部僵硬明显改善，双手指尖麻木仍存。患者继续服用中药治疗。

[按语] 患者老年，痹证日久，辨为寒热错杂，痰瘀互结，肝肾亏虚。治以调养肝肾，调整阴阳，益气养血，化痰祛瘀，清利通络。因无明显改善，后加用全蝎、蜈蚣、僵蚕、地鳖虫这类可化痰祛瘀搜风剔络的虫类药，症状逐渐改善。

七、阳痿

[病例7] 邹某，男，38岁。

初诊：患者诉起病于1年前车祸后，反复腰痛，多饮酒后加重，伴勃起功能障碍。舌淡红、苔薄白，脉细。前医以温补肝肾、活血利水，方拟右归丸合血府逐瘀丸加味，无明显改善。辨证：脾肾不足，肝气郁结。治以健脾益肾，疏肝通络。

[处方] 炒党参30 g，黄芪30 g，桂枝6 g，炒白芍15 g，熟地30 g，附片9 g，菟丝子18 g，蛇床子18 g，枸杞18 g，柴胡9 g，枳壳9 g，阳起石18 g，锁阳12 g，丁香6 g，茯苓9 g，巴戟肉9 g，肉苁蓉15 g，沙苑子9 g，当归9 g，大枣18 g，甘草9 g。7剂。

二诊：症状已明显改善，舌、脉同前。既已有效，守方续服。

[处方] 上方去茯苓，加茯神9 g，蜂房9 g，淫羊藿9 g。续服7剂。

患者服用2周，症状已明显改善。后因劳累，连续应酬饮酒后再发两侧腰痛加重，伴勃起功能障碍，睡眠一般，乏力，精力差，胃纳可，二便调。舌、脉同前。证治同前，守前方续服1周，患者症状均有改善。

[**按语**] 国医大师朱良春教授认为蜂房具有益肾温阳之功,能温煦肾阳,升固奇经,扶正固本,对治疗阳痿不举、遗尿、带下病有奇效。冯师受此启发,喜用蜂房于阳痿中,每获良效。本案前医均从补肝肾出发,冯师辨证认为患者虽有精血亏损、下元不足之证,但以中气不足、肝失疏泄为主,故治以抑木扶土,疏肝健脾,先后天同调,从而一诊则效,二诊症平。

冯师临床中亦经常运用其他虫(动物)类药物,根据其特性在各类疾病中加减应用。如常用刺猬皮治疗胃痛、出血性溃疡;生龙骨、生牡蛎、珍珠母重镇安神,治疗失眠;鹿角片、制龟甲阴阳双补,治疗虚劳;龟甲、鳖甲滋阴潜阳,治疗更年期骨蒸潮热,又软坚散结,治疗癥瘕积聚;蝉蜕治疗风邪犯表引起的皮肤瘙痒、鼻炎喷嚏、咽痒咳嗽;水牛角治疗热入血分之皮肤诸症等。临证中使用虫类药物治疗各类疾病不胜枚举,均值得今后学习中不断发现并合理运用,以取得最大临床疗效。

(刘琴供稿)

三花四物汤合三妙丸治疗反复湿疹经验

湿疹是一种由多种内外因素引起的变态反应性皮肤病,中医称之为"浸淫疮""湿疮"。其中,慢性湿疹相当于中医所称的"顽癣"范畴。中医认为湿疹主要由于先天禀赋不耐,后天将养失调,饮食不节,以致脾为湿困,运化失司,蕴湿不化,湿热内生,兼感风、湿、热诸邪搏结于肌肤所致。

冯师认为,急性湿疹以湿热为主,常夹有风邪,慢性者,湿热毒邪蕴积,日久耗伤阴血,化燥生风,以致脾虚湿困,血虚风燥。因此,冯师喜用三花四物汤合三妙丸化裁治疗反复湿疹不愈患者。

三花四物汤合三妙丸由金银花、野菊花、红花、生地、赤芍、当归、川芎、苍术、黄柏、牛膝组成。方中三花:金银花、野菊花善走上、中焦,清散风湿、清热解毒,现代药理研究显示具有抗病原微生物的作用,对多种细菌、真菌、病毒均有抑制作用;红花配合活血祛瘀以化滞。四物:生地、赤芍不仅阴柔补血,亦凉血活血,配以当归、川芎养血活血,且气味辛香,四药合用,使滋而不腻,温而不燥,补血而不滞血,行血而不伤血。而三妙丸为清热燥湿主方,善治下身湿证。其中黄柏苦寒燥湿,善走下焦;苍术苦温香燥,燥湿健脾,使湿去则热无所附,乃为治本之图;牛膝活血,通利关节,亦补肝肾。全方燥湿健脾,养血润燥,清热解毒,不失为治疗反复湿疹的良方。

[案例] 杨某,女,36 岁。

初诊:患者反复湿疹病史多年,全身均有散发,皮肤瘙痒,我院、华山医院皮肤科反复就诊,外用药物治疗后改善,停药再发,近 2 年发展加重,现经亲友介绍寻冯师处诊治。刻下:皮肤多处湿疹瘙痒,少量渗出,平时脾气急躁,胃纳欠佳,体型偏瘦,月经正常。舌红、苔薄黄腻,脉细弦。证属脾虚湿困,血虚风燥。治疗予清热解毒,燥湿健脾,养血润燥。方拟三花四物汤合三妙丸化裁。

[处方] 生地 10 g,当归 10 g,赤芍 10 g,川芎 10 g,金银花 15 g,野菊花 10 g,苍术 15 g,白术 15 g,党参 15 g,黄柏 10 g,牛膝 10 g,柴胡 10 g,枳壳 19 g,白鲜皮 10 g,地肤子 10 g,土茯苓 15 g,香附 10 g,蝉蜕 3 g,茯神 10 g。7 剂,水煎服。

二诊:患者湿疹瘙痒明显改善,原方随症加减,服用 2 月,后随访半年未再复发。

[**按语**] 患者反复湿疹多年，湿热毒邪蕴积日久，气血不足，肝气郁结。故选用三花四物汤合三妙丸清热解毒，燥湿健脾，养血润燥。加用党参、白术、茯神益气健脾，宁心安神；柴胡、枳壳、香附疏肝解郁；白鲜皮、地肤子、土茯苓、蝉蜕息风通络，清利湿热。辨证准确，用药精准，患者效如桴鼓。

（刘琴供稿）

内外同治治疗变应性鼻炎

变应性鼻炎(allergic rhinitis，AR)是特应性个体暴露于过敏原后，主要由免疫球蛋白 E 介导的鼻黏膜非感染性慢性炎性疾病。国内外大量的流行病学调查显示，近年来 AR 的患病率显著增加，已成为主要的呼吸道慢性炎性疾病，给患者生活质量和社会经济带来严重影响。AR 的典型症状为阵发性喷嚏、清水样涕、鼻痒和鼻塞；可伴有眼部症状，包括眼痒、流泪、眼红和灼热感等，多见于花粉过敏患者。随着致敏花粉飘散季节的到来，花粉症患者的鼻、眼症状发作或加重。如果致病因素以室内过敏原(尘螨、蟑螂、动物皮屑等)为主，症状多为常年发作。

中医药在治疗变应性鼻炎上具有出色的疗效，能有效缓解患者症状及发作频次。一次纳入 11 项随机对照试验的 meta 分析显示，中草药与安慰剂相比可显著改善 AR 患者的生活质量[1]。

冯师在治疗变应性鼻炎上亦有一定经验，并指导患者内外同治，往往能取得满意疗效。

冯师认为，变应性鼻炎辨证多见肺气虚寒，脾气虚弱，肾阳不足及肺经伏热，治疗上多以小青龙汤、黄芪建中汤化裁，并选用白芷、细辛、苍耳子、辛夷、薄荷之类的解表祛风治鼻渊之品。加用中药外用熏洗，内外同治，疗效满意。

[案例] 汤某，男，42 岁。

初诊：慢性鼻炎病史多年，常年发作，春秋季节及气候变化时加重，鼻痒，鼻塞，阵发性喷嚏，清水样鼻涕，长期使用鼻喷剂及过敏药物治疗。就诊时鼻塞，喷嚏频繁，流清涕，时有咳嗽，头晕头胀，无发热，胃纳尚平，夜寐一般，大便偏稀，夜尿清长，每日 1～2 次。舌淡红、苔薄白润，脉浮细。证属风寒犯表，寒饮内停，脾肾虚寒。治疗予解表散寒，温肺化饮，健脾益肾。

[处方] 炙麻黄 6 g，桂枝 10 g，炒白芍 10 g，半夏 10 g，五味子 6 g，细辛 3 g，白术 10 g，黄芪 15 g，炒党参 15 g，苍耳子 10 g，辛夷 6 g，白芷 6 g，僵蚕 6 g，丹参 9 g，石菖蒲 10 g，紫草 10 g，薄荷 6 g，干姜 3 g，大枣 20 g，炙甘草 6 g。7 剂，水煎服。服药前取适量热汤药熏蒸、熏洗鼻腔。

二诊：患者喷嚏明显改善，鼻痒鼻塞，头晕头胀，余症同前，舌淡红、苔薄白润，脉浮细。

［**处方**］上方加炒防风6 g，淫羊藿10 g，蜂房10 g。7剂。

三诊：症状再有改善，精神好转，夜寐好转。守法继进，随症加减。约三月后复诊时患者喷嚏已两周未发，偶有头晕鼻塞，西药喷鼻剂使用已明显减少。

［**处方**］拟黄芪建中汤合参苓白术数化裁加减收功善后，并予熏洗方继续外用熏洗。熏洗方：苍耳子10 g，白芷10 g，葛根10 g，蜂房10 g，牛蒡子10 g，细辛6 g，辛夷6 g，紫草10 g，藿香10 g，薄荷6 g，草乌3 g，升麻10 g，柴胡10 g。

［**按语**］患者鼻炎病史多年，春秋季及气候变化时多发，发作时鼻痒鼻塞喷嚏，头晕头胀，大便稀溏，夜尿清长，均为风寒犯表、寒饮内停、脾肾虚寒表现。故处方予小青龙汤加减以解表散寒，温肺化饮，加用黄芪、党参、白术益气健脾，燥湿化痰，淫羊藿、蜂房温肾助阳，祛风攻毒。故很快取得疗效。熏洗方系冯师常用经验方，具有宣肺解表、温肺化饮、通鼻窍、改善鼻黏膜水肿充血等功效。使用熏洗方原因有二：其一，方中苍耳子、细辛、草乌等有小毒，不适合长期服用，恐有肝肾毒性，外用熏洗可减少毒副作用，而且直接接触病灶，可加强疗效；其二，中药口感不佳，患者长期服用有抵触情绪，改用口感较好的益气健脾类中药或直接中成药长期治疗以巩固疗效，患者更能接受。

参考文献

[1] Zhang X，Lan F，Zhang Y，et al. Chinese herbal medicine to treat allergic rhinitis：Evidence from a meta-analysis[J]. Allergy Asthma Immunol Res. 2018，10(1)：34 - 42.

（刘琴供稿）

膏方赏析篇

膏方治疗疾病历史悠久，用途广泛。明清时期专长兼顾治病与滋养类作用的膏方逐渐成熟与完善，近现代膏方在上海、江浙地区广泛使用。很多慢性病、周期发作性疾病患者通过膏方调理，疾病能够得到很好的控制。冯师善于运用膏方治疗慢性疾病，每到膏方季，青浦及周边区县新老病患前来求方者纷至沓来。现选取 10 例显效病案，供同道赏析学习。

关 节 炎

[**案例 1**] 盛某，男，31 岁。1994 年 12 月就诊。

因起居不慎，营卫亏损，致风、寒、湿之邪乘虚而入，留恋经脉。

患者全身关节酸痛，四肢局部肿痛，活动受阻，神疲乏力，面色萎黄，舌质红、苔薄少，脉细涩。

拟膏补气血，调营卫，祛风通络，调肝肾，壮筋骨，复方图治。

生黄芪 300 g	制黄精 150 g	细辛 50 g	没药 30 g
虎杖 300 g	络石藤 100 g	川桂枝 60 g	鸡血藤 300 g
白芥子 100 g	全蝎 10 g	蜈蚣五条	赤、白芍(各)100 g
桑寄生 300 g	威灵仙 100 g	蕲蛇 100 g	地鳖虫 50 g
制川、草乌(各)50 g	续断 100 g	杜仲 100 g	左秦艽 100 g
焦山楂、焦神曲(各)100 g	知母 100 g	元参 100 g	豨莶草 150 g
徐长卿 300 g	木香 60 g	香附 100 g	炒党参 150 g

川、怀牛膝(各)100 g	山萸肉 100 g	炒白术 100 g	炒防风 60 g
全当归 100 g	宣木瓜 100 g	巴戟肉 100 g	半夏 100 g
陈皮 30 g	生、熟地(各)150 g	鹿角片 100 g	菟丝子 100 g
茯苓 100 g	制首乌 150 g	羌活 150 g	伸筋草 100 g
炙甘草 100 g	砂仁 15 g	银花藤 150 g	煅龙骨、煅牡蛎(各)300 g
千年健 100 g	阿胶 250 g		

上味诸药依法炮制,加红枣 500 g、白冰糖 500 g、胡桃肉 500 g,数煎熬膏,装瓷瓶内,每晨酌服一匙,遇感冒咳嗽暂停服用数天。

慢性肾衰病

[**案例2**] 赵某,女,49岁。1999年仲冬就诊。

《内经》曰:"肾者主蛰,封藏之本,精之处也",为先天之本,原气之宅。

患者患慢性肾衰、肾功能不全多年。刻下:面色萎黄、少华,略浮肿,口唇色淡,倦怠无力,腰酸头昏目眩,舌质淡红、苔薄少,脉细涩。

气血衰惫,脾肾阳亏。拟膏补中益气,健脾胃、旺气血,使生化有源,温脾肾,气血双补。

生黄芪 300 g	六月雪 300 g	白茅根 300 g	桑寄生 300 g
炒党参 200 g	白花蛇舌草 300 g	车前子 100 g	续断 100 g
杜仲 100 g	生、熟地(各)200 g	砂仁 20 g	黑豆卷 300 g
五倍子 100 g	功劳叶 100 g	仙鹤草 300 g	全当归 100 g
淫羊藿 100 g	仙茅 100 g	枸杞子 100 g	煅龙骨、煅牡蛎(各)200 g
熟附片 50 g	制首乌 300 g	升麻 50 g	柴胡 50 g
菟丝子 100 g	制川军 60 g	泽泻 100 g	制黄精 300 g
炒苍术 60 g	白术 100 g	淡苁蓉 100 g	木香 60 g
枳壳 100 g	山萸肉 100 g	桂枝 50 g	白芍 100 g
鹿角片 100 g	知母、黄柏各 60 g	萹蓄 100 g	巴戟肉 100 g
丹参 300 g	丹皮 100 g	女贞子 300 g	墨旱莲 200 g
猪、茯苓(各)100 g	怀山药 200 g	葫芦巴 100 g	金樱子 100 g
炙甘草 100 g			

上味诸药依法炮制,加阿胶 250 g、白冰糖 500 g、红枣 500 g,数煎为膏,每日服用,感冒暂停。

冠 心 病

[**案例 3**] 叶某,女,70 岁。1999 年元月就诊。

《内经》曰:"心者,君主之官,神明出焉","脾胃者,仓廪之官,五味出焉"。心主血脉,气血为养;脾胃为后天之本,气血生化之源。

患者患冠心病,心律不齐,头昏目眩,胸闷心悸,怔忡少寐,纳谷欠馨,舌质红、苔少,脉细数、结代。

年逾古稀气血衰弱,心脾内亏。拟膏补中益气,养血,守心养心,肝肾同治。

生黄芪 300 g	生、熟地(各)200 g	砂仁 15 g	淫羊藿 100 g
淡苁蓉 100 g	山萸肉 100 g	炒党参 300 g	全当归 100 g
升麻 30 g	柴胡 30 g	巴戟肉 100 g	赤、白芍(各)100 g
苦、玄参(各)100 g	菖蒲 100 g	辰远志 50 g	明天麻 100 g
天、麦冬(各)100 g	熟附片 50	川石斛 150 g	潼、白蒺藜(各)100 g
五味子 100 g	煅龙齿 150 g	煅牡蛎 300 g	川芎 100 g
红花 60 g	葛根 100 g	白菊花 100 g	酸枣仁 100 g
紫石英 300 g	玉竹 100 g	百合 100 g	木香 60 g
香附 100 g	丹参 300 g	丹皮 100 g	莲肉 100 g
芡实 100 g	桔梗 50 g	枳壳 100 g	淮小麦 300 g
合欢皮 300 g	辰拌磁石 300 g	炒白术 100 g	女贞子 300 g
墨旱莲 150 g	辰茯苓 100 g	制首乌 300 g	制黄精 200 g
薤白头 60 g	炙甘草 100 g		

上味诸药依法炮制,加阿胶 250 g、白冰糖 500 g、红枣 500 g、胡桃肉 500 g,数煎为膏,每日服用,感冒暂停。

更年期诸症

[**案例 4**] 王某,女,50 岁。2002 年就诊。

《内经》曰:"何谓七损八益……女子七七任脉虚,太冲脉衰少,天癸竭,地道不通"。患者近期绝经,肝肾亏损,肝胃不和,郁冒自汗,心烦少寐,恶心难过,胃脘胀满(胃窦炎),舌质红、苔少,脉细弦。

拟膏补中益气,健脾胃,益气养阴,补肝益肾,养心安神,复方治之。

菖蒲 100 g	胆星 30 g	苏梗 60 g	香附 100 g
山柰 60 g	甘松 60 g	淫羊藿 100 g	姜竹茹 100 g
香青蒿 300 g	绿萼梅 60 g	仙茅 100 g	枳壳 100 g
川、怀牛膝(各)100 g	山栀 100 g	丹皮 100 g	百合 100 g
灵芝 100 g	柴胡 60 g	白芍 100 g	煅磁石 300 g
龙齿 200 g	半夏 100 g	佛手 60 g	枸杞子 100 g
焦山楂、焦神曲(各)100 g	生黄芪 150 g	浮小麦 300 g	菟丝子 100 g
首乌藤 150 g	炒党参 150 g	麻黄根 100 g	女贞子 300 g
北秫米 100 g	青、陈皮(各)30 g	吴茱萸 20 g	黄连 30 g
天、麦冬(各)100 g	山萸肉 100 g	茯苓 100 g	蒲公英 300 g
五味子 100 g	巴戟肉 100 g	炙甘草 100 g	

上味诸药依法炮制,加阿胶 250 g、白冰糖 500 g、红枣 500 g、胡桃肉 500 g,数煎为膏,每日服用,感冒暂停服用。

眩晕（高脂血症、高尿酸血症）

[**案例5**] 王某，男，38岁。2005年11月就诊。

《内经》曰："头者，精明之府"，以气血为养。患者饮食劳倦伤中，痰瘀阻滞经脉，血脂升高，尿酸升高，头昏目眩，倦怠无力，项强，关节酸楚，舌质红、苔薄黄腻，脉细涩。

拟膏益气健脾化湿，活血化瘀通络，复方治之。

生石决明200 g	制首乌200 g	生、熟地(各)200 g	砂仁20 g
全蝎10 g	蜈蚣10条	决明子300 g	糯黄精200 g
全当归100 g	地鳖虫50 g	水蛭30 g	明天麻100 g
红花100 g	丹参300 g	山萸肉100 g	乌蛇200 g
甲片60 g	川、怀牛膝(各)100 g	银花藤300 g	巴戟肉150 g
龟板100 g	鳖甲100 g	宣木瓜100 g	细辛30 g
没药30 g	淫羊藿100 g	泽兰叶60 g	泽泻100 g
徐长卿150 g	炒苍、白术(各)100 g	淡苁蓉100 g	续断150 g
杜仲100 g	赤、白芍(各)120 g	沙苑子150 g	白蒺藜200 g
炒党参200 g	鹿角片100 g	焦山楂300 g	焦神曲100 g
枸杞子100 g	生黄芪300 g	茯苓100 g	白芥子100 g
豨莶草300 g	菟丝子100 g	桔梗60 g	枳壳100 g
炙甘草100 g			

上味诸药依法炮制，加龟板胶150 g、鹿角胶150 g、白冰糖500 g，数煎为膏，每日服用，感冒暂停服用。

咳 喘、胃 炎

[案例6] 倪某,男,43 岁。2005 年 12 月就诊。

《内经》曰:"诸气膹郁,皆属于肺",患者咳喘旧疾多年,胆囊术后,气血受损,中气不足,肝胃不和,肝脾失调,腑气欠实。

症见胃脘痞满,嗳气吞酸,倦怠乏力。舌质红、苔薄少,脉细涩。

拟膏补中益气,健脾和胃,养肺止咳,补肾纳气治本。

生黄芪 300 g	南沙参 100 g	山萸肉 150 g	木香 60 g
沉香屑 30 g	炒党参 300 g	熟地 200 g	砂仁 20 g
巴戟肉 150 g	蛤蚧 1 对	坎脐 10 根	莪、白术(各)100 g
当归 200 g	丹参 200 g	淫羊藿 100 g	款冬花 100 g
玉竹 100 g	桂枝 60 g	白芍 100 g	干地龙 100 g
淡苁蓉 100 g	天竺黄 100 g	吴茱萸 30 g	黄连 50 g
炙麻黄 60 g	郁金 100 g	鸡内金 100 g	元胡 150 g
柴胡 60 g	虎杖 150 g	黄芩 100 g	杏仁 100 g
厚朴 30 g	炙苏子 100 g	白芥子 100 g	桔梗 60 g
枳壳 100 g	怀山药 300 g	射干 60 g	白果 60 g
补骨脂 100 g	旋覆花 100 g	代赭石 300 g	制首乌 200 g
鱼腥草 300 g	葫芦巴 100 g	半夏 100 g	佛手 100 g
糯黄精 200 g	佛耳草 150 g	鹿角片 100 g	茯苓 100 g
炙甘草 100 g			

上味诸药依法炮制,加龟板胶 200 g、鹿角胶 200 g、白冰糖 500 g、红枣 500 g,数煎为膏,每日服用。

湿 热 阳 痿

[**案例7**] 唐某,男,40岁。2022年9月20日就诊。

《内经》曰:"肾者,主蛰,封藏之本,精之处也","膀胱者,州都之官,津液藏焉,气化则能出矣"。患者肾气虚损,腰酸背痛,少腹不舒,尿频涩痛,倦怠乏力,性功能减退,舌质红、苔少,脉细数。

拟膏补气养血益精,补肝肾,清化湿热。

生黄芪300 g	白花蛇舌草300 g	山萸肉150 g	元胡150 g
柴胡60 g	炒党参300 g	白茅根300 g	巴戟肉150 g
羌活150 g	片姜黄50 g	生、熟地(各)300 g	车前草150 g
淫羊藿100 g	续断150 g	杜仲100 g	怀山药300 g
石韦150 g	滑石150 g	淡苁蓉100 g	金樱子100 g
覆盆子100 g	炒白术100 g	三棱100 g	莪术100 g
补骨脂100 g	菟丝子100 g	枳壳100 g	当归100 g
砂仁30 g	王不留行150 g	川楝子100 g	蜈蚣30条
韭菜籽200 g	熟附片100 g	冬葵子100 g	乌药100 g
小茴香60 g	菖蒲100 g	粉草薢100 g	制首乌300 g
萹蓄150 g	瞿麦100 g	桂枝60 g	白芍100 g
半夏100 g	佛手100 g	糯黄精300 g	知母100 g
黄柏100 g	细辛50 g	乳香、没药(各)30 g	茯苓100 g
生甘草100 g			

上味诸药依法炮制,加龟板胶200 g、鹿角胶200 g、紫河车100 g、白冰糖500 g、红枣500 g,数煎为膏,每日服用。

荨 麻 疹

[案例8] 陈某,女,26岁。2011年12月就诊。

《内经》曰:"风者,百病之长也","善行而数变",风湿相搏,留恋肌表,经脉失养。患者患荨麻疹,头痛,项强腰痛,目眩,咽痒咳嗽,舌质红、苔少,脉细数。

拟膏益气养血,祛风通络,宣肺止咳,复方治之。

生、熟地(各)300 g	赤、白芍(各)100 g	山萸肉100 g	前胡100 g
柴胡60 g	当归100 g	砂仁20 g	川芎100 g
红花100 g	巴戟肉100 g	木香60 g	天竺子100 g
生黄芪300 g	桔梗60 g	枳壳100 g	淫羊藿100 g
丹参150 g	丹皮100 g	炒白术100 g	白蒺藜300 g
淡苁蓉100 g	绿萼梅100 g	炒防风100 g	白鲜皮100 g
白芷60 g	葛根100 g	仙鹤草300 g	炙麻黄60 g
浙贝母100 g	僵蚕60 g	银花100 g	连翘100 g
鱼腥草100 g	杏仁100 g	白果60 g	干地龙100 g
全蝎30 g	蜈蚣30 条	荆芥100 g	蔓荆子100 g
桑白皮100 g	补骨脂100 g	蝉衣50 g	白部100 g
半夏100 g	佛手100 g	豨莶草300 g	野荞麦根300 g
细辛50 g	五味子100 g	茯苓100 g	生甘草100 g
炒党参300 g	生石膏300 g	南沙参100 g	

清水浸没一夜,用紫铜锅或不锈钢锅,浓煎倒汁三次,去渣,滤过后再用武火熬,浓缩至适量,加白冰糖500 g、红枣500 g、阿胶250 g,文火收膏,贮搪瓷烧锅内待冻,每日早、晚开水冲服各一匙。

注意事项:如遇上感寒热,暂停数日,后可续服或遵医嘱。

忌:茶叶、萝卜。

胃　炎

[案例9] 许某,男,44 岁。2013 年 12 月就诊。

《内经》曰:"胃者,仓廪之官,五味出焉","肝者,将军之官,谋虑出焉"。

患者胃镜示慢性浅表性糜烂性胃炎。小三阳。

中气虚损,脾肾阳虚,面色少华,四肢欠温,少腹脐气欠实。舌质红、苔少,脉细弦。

拟膏补中益气,健脾疏肝,养肝益肾阳。

生黄芪300 g	生、熟地(各)300 g	山萸肉150 g	天、麦冬(各)100 g
炒党参300 g	当归100 g	砂仁30 g	巴戟肉150 g
八月札100 g	炒白术100 g	白芨片100 g	淫羊藿100 g
川楝子100 g	赤、白芍(各)100 g	乌贼骨100 g	淡苁蓉100 g
荔枝核、橘核(各)100 g	川桂枝60 g	浙贝母100 g	没药50 g
绿萼梅100 g	虎杖150 g	郁金100 g	熟附片100 g
干姜30 g	黄芩100 g	五味子100 g	枳壳100 g
山药300 g	制首乌300 g	吴茱萸30 g	黄连60 g
龟板100 g	鳖甲100 g	制黄精300 g	田基黄150 g
丹参60 g	九香虫100 g	半夏100 g	陈皮100 g
白花蛇舌草300 g	垂盆草300 g	升麻60 g	柴胡60 g
茯苓100 g	生甘草60 g		

清水浸没一夜,用紫铜锅或不锈钢锅,浓煎倒汁三次,去渣,滤过后再用武火熬,浓缩至适量,加白冰糖500 g、红枣 500 g、坎脐50 g、紫河车100 g、阿胶250 g,文火收膏,贮搪瓷烧锅内待冻,每日早、晚开水冲服各一匙。

注意事项:如遇上感寒热,暂停数日,后可续服或遵医嘱。

忌:茶叶、萝卜。

痹 证

[案例10] 王某,男,45岁。2021年11月就诊。

《内经》曰:"风寒湿三气杂至,合而为痹"。肝主筋,肾主骨,患者劳倦伤气,风寒湿入络,畏寒怕冷,经脉失养,腰膝背胀痛,腰腿疼痛,舌质红、苔少,脉细涩。

拟膏补中益气,养血祛风通络,补益肝肾。

生黄芪300 g	熟地300 g	春砂30 g	山萸肉150 g
元胡150 g	柴胡60 g	炒党参300 g	补骨脂100 g
巴戟肉150 g	木香60 g	枳壳100 g	炒防风100 g
宣木瓜100 g	淫羊藿150 g	狗脊100 g	狗肾3具
炒苍、白术(各)150 g	徐长卿150 g	鸡血藤200 g	枸杞子200 g
桂枝100 g	白芍150 g	续断200 g	杜仲200 g
炙麻黄100 g	菟丝子200 g	熟附片100 g	细辛50 g
没药50 g	全虫30 g	蜈蚣30条	当归100 g
丹参200 g	左秦艽100 g	羌活120 g	片姜黄60 g
伸筋草150 g	杏仁100 g	生薏仁300 g	威灵仙100 g
乌蛇300 g	地鳖虫60 g	络石藤150 g	半夏100 g
陈皮100 g	豨莶草300 g	桑寄生200 g	海风藤150 g
茯苓100 g	炙甘草60 g		

清水浸没一夜,用紫铜锅或不锈钢锅,浓煎倒汁三次,去渣,滤过后再用武火熬,浓缩至适量,加阿胶250 g、鹿角胶250 g、生晒参粉100 g、白冰糖500 g、红枣500 g,文火收膏,贮搪瓷烧锅内待冻,每日早、晚开水冲服各一匙。

注意事项:如遇上感寒热,暂停数日,后可续服或遵医嘱。

忌:茶叶、萝卜。

临床研究篇

171 例胃脘痛辨证分型初探

笔者在脾胃病专科门诊中按照中华全国中医学会内科学会《胃脘痛诊断、疗效评定标准（草案）》[1]，采用疗效观察登记表方法，结合现代理化检查，从 1987 年 7 月至 1990 年 7 月共诊治 171 例，试图通过对这些资料的分析，寻求辨证与辨病的关系及胃脘痛的辨证分型规律。

一、临床资料

1. 一般资料

共 171 例，其中男性 79 例，女性 92 例；年龄最小 18 岁，最大 73 岁；病程最短 7 天，最长 20 年以上。职业：农民 82 例，工人 44 例，教师 13 例，干部 17 例，驾驶员 4 例，其他 11 例。患慢性浅表性胃炎 68 例，慢性萎缩性胃炎 22 例，胃窦炎 33 例，胃、十二指肠球部溃疡 42 例，胃下垂 2 例，胃黏膜脱垂 2 例，胆汁反流 2 例。

2. 病例选择

（1）胃脘部疼痛为主症。

（2）171 例均经 X 线钡餐造影及纤维胃镜检查，以病理诊断为依据。

（3）具备以上 2 条为临床治疗观察病例，并做好疗效观察登记表。

二、辨证分型诊断标准

1. 气滞证

主症：① 胃脘胀痛、攻窜两胁，得嗳气或矢气舒；② 遇恼怒复发或加重；③ 舌苔白，脉弦。

次症：① 胸闷食少，泛吐酸水，口苦眩晕；② 大便成形、排便不畅。

2. 虚寒证

主症：① 胃痛隐隐，喜暖喜按，遇冷疼作或加重；② 空腹痛重，得食痛减，食后腹胀；③ 舌质淡嫩、边有齿痕，苔薄白，脉沉细或迟。

次症：① 倦怠乏力，神疲懒言，畏寒肢冷；② 大便溏薄，或虚秘，或初硬后溏；③ 食欲不振，食则易饱。

3. 阴虚证

主症：① 胃脘隐隐灼痛，空腹时重；② 似饥不欲食，口干不欲饮；③ 舌红少津，有裂纹，少苔或花剥苔，脉细数。

次症：① 口干舌燥，纳呆干呕；② 大便干结；③ 手足心热。

4. 火郁证

主症：① 痛势急迫，脘部灼热拒按；② 舌红、苔黄，脉弦数有力。

次症：① 心烦易怒，泛酸嘈杂；② 大便干结，小便短赤，口干口苦。

三、结果与分析

按上述标准对 171 例进行分析、归类，统计结果如下：

（1）气滞证：慢性浅表性胃炎（简称慢浅）39 例；慢性萎缩性胃炎（简称慢萎）2 例；胃窦炎 12 例，胃、十二指肠球部溃疡 10 例。（2）虚寒证：慢性浅表性胃炎 14 例，慢性萎缩性胃炎 13 例，胃窦炎 16 例，胃、十二指肠球部溃疡 32 例，胃下垂 2 例；胃黏膜脱垂 2 例。（3）阴虚证：慢性浅表性胃炎 2 例；慢性萎缩性胃炎 7 例。（4）火郁证：慢性浅表性胃炎 13 例；胃窦炎 5 例；胆汁反流 2 例。具体分析如下：

1. 胃脘痛的诊断

中医诊断胃脘痛从主要临床症状入手。虽然与通过现代理化检查来诊断胃病有着本质的区别，但是完全可以彼此参照、相互验证。从积累资料来看：

（1）气滞证 63 例，其中慢浅最为多见，为 39 例，占 61.9%；慢萎 2 例，占 3.17%；

慢浅与慢萎相比,经统计学处理有显著性差异($P<0.01$)。

(2)虚寒证 79 例,其中慢萎、胃及十二指肠球部溃疡、胃下垂、胃黏膜脱垂共 49 例,占 62％;慢浅 14 例,占 17.7％,与慢萎相比,经统计学处理有显著性差异($P<0.01$)。

(3)阴虚证 9 例,其中慢萎 7 例,占 77.7％;慢浅 2 例,占 22.2％。慢萎总数 22 例,虚寒与阴虚共 20 例,占 90.9％。

(4)火郁证 20 例,其中慢浅 13 例,占 65％;胃窦炎、胆汁反流 7 例,占 35％。慢浅总数 68 例,其中兼热象 22 例,占 32.35％。

2. 辨证与辨病的关系

从临床资料中有不少病例两种病同时并发,慢浅伴胃窦炎或者胃溃疡伴慢萎。气滞证多见于慢浅;同时在胃窦炎,胃、十二指肠球部溃疡中出现。虚寒证多见于慢萎,胃、十二指肠球部溃疡;同时在慢浅、胃窦炎中出现。说明证与病在辨证中应以临床主症为主的一方相近加以分别归类,并不受病的限制,在辨证中又要考虑病的客观存在。

3. 对舌象、脉象的观察情况

(1)气滞证。舌质:淡红 28 例,红 33 例,黯红 2 例。舌苔:白 25 例,薄白 33 例,白腻 2 例,薄黄 3 例。脉象:浮数 8 例,弦数 21 例,弦细 30 例,细数 4 例。

(2)虚寒证。舌质:淡红 42 例,红 18 例,淡嫩 11 例,黯红 8 例。舌苔:白 28 例,薄白 38 例,白腻 9 例,薄黄 4 例。脉象:浮数 4 例,弦数 26 例,细数 27 例,沉细 22 例。

(3)阴虚症。舌质:红 2 例,红绛 7 例。舌苔:花剥 1 例。脉象:弦细 7 例,细数 2 例。

(4)火郁证。舌质:淡红 3 例,红 1 例,黯红 3 例。舌苔:薄白 3 例,薄黄 14 例,黄腻 3 例。脉象:弦数 13 例,弦细 7 例。

观察舌象的变化在辨证中极为重要。古人云"舌乃脾胃之外候""苔乃胃气之熏蒸",症情的变化常从舌象上反映出来。但要注意区别假苔、染苔和药物性舌象的变化。如舌质紫黯、瘀点为久病入络、气滞血瘀;舌质胖嫩、边有齿印为脾胃气虚;舌苔黄腻为湿热。脉弦是肝脉,是肝气犯胃之象;脉细迟为脾胃虚寒表现。这些对审证求因具有临床指导意义。

四、小结与体会

本文从中医临床研究着手,结合现代医学诊断,以中华全国中医学会内科学会统一诊断标准为依据来探讨胃脘痛辨证分型的规律与辨病的关系。根据中医基础理论中的脾胃生理功能、病理特点、病因差异、临床症状之不同,进行临床辨证思维,分清主症、次症、兼症,"同中辨异,异中求同",以期进一步提高辨证的准确性,使胃脘痛诊治逐步趋于系统化、条理化、规范化。这种双重诊断对中医选方用药具有针对性,是观察中医中药疗效的客观指标。

参考文献

[1] 中华全国中医学会内科学会.胃脘痛诊断、疗效评定标准(草案)[J]. 中医函授通讯,1985(3): 400 - 401.

(1990 年青浦区首届医药卫生学术论文交流优秀论文)

自拟"五草清泉饮方"治疗急性
尿路感染 121 例疗效观察

笔者自拟"五草清泉饮方"作为治疗急性尿路感染的基本方,门诊采用疗效观察登记表方法,从 1987 年 7 月至 1989 年 12 月治疗 121 例取得较好疗效。

一、临床资料

一般资料:女性 118 例,男性 3 例,年龄 15～55 岁,平均年龄 36 岁。职业:农民 71 例,工人 26 例,教师 10 例,其他 14 例。初感 84 例,慢性感染急性发作 37 例。

二、临床表现和实验室检查

临床均有尿频、尿急、尿痛、灼热刺痛、少腹酸痛、坠胀、腰酸等症状。尿常规实验室检查:尿蛋白(4+)2 例,(3+)10 例,(2+)22 例,(+)39 例,微量 35 例,无 13 例。白细胞:满视野 62 例,>50 个/HP 10 例,10～25 个/HP 38 例,5 个以下/HP 3 例。红细胞:满视野 5 例,>50 个/HP 10 例,10～25 个/HP 38 例,5 个以下/HP 68 例。

三、治疗方法

五草清泉饮方组成及剂量:白花蛇舌草 30 g,益母草 15 g,车前草 15 g,萹蓄 15 g,生甘草 6 g,白茅根 30 g,生黄芪 15 g,炒白术 10 g,炒防风 6 g,玉米须 30 g,冬葵子 10 g,知母、黄柏各 10 g。加减:血尿加琥珀每次 0.5 g,日服两次,便秘加大黄 5 g 冲服,热毒甚加银花,湿热加米仁,热郁加柴胡,无蛋白尿减玉米须。用法:每日一剂,分两次煎服。

四、病案举例

[病例 1]

吴某,女,41 岁,农民,西岑王田,1987 年 10 月 30 日初诊。

血尿,灼热刺痛、尿频、尿急 5 天,畏寒发热 38℃,少腹酸痛,腰酸,神疲乏力,面色萎黄,舌质红、苔薄黄,脉浮数。查尿常规:尿蛋白(4+),白细胞 10～20 个/HP,红细胞满视野。投五草清泉饮 7 剂,加琥珀 0.5 g,日服 2 次。

二诊:服药一周,临床症状明显好转。复查尿常规:蛋白(一),红细胞 5～10个/HP,白细胞 0～1 个/HP。续服 7 剂。

三诊:服药两周,临床症状消失,复查尿常规(一)。随访三周,复查尿常规(一)。

[病例 2]

金某,女,32 岁,农民,香花横泾,1989 年 9 月 29 日初诊。

尿频、尿急、尿痛一周,少腹酸痛,坠胀难忍,畏寒,关节酸痛,神疲乏力,口苦目眩,胸闷纳差,质红、舌苔薄黄,脉弦细。查尿常规:尿蛋白(一),白细胞满视野,红细胞(一)。投五草清泉饮减玉米须,加柴胡、枳壳。

二诊:服药一周,临床症状明显好转。查尿常规:尿蛋白(一),红细胞(一),白细胞 0～5 个/HP。

三诊:服药两周,临床症状消失。查尿常规:尿常规(一)。随访三周复查尿常规(一)。

五、疗效观察

1. 评定标准

临床痊愈:治疗一周后,临床症状消失,随访复查尿常规三周为阴性。

显效:治疗两周后,临床症状明显好转,随访复查尿常规三周为阴性。

有效:治疗三周后临床症状减轻,随访复查三周为阴性。

无效:治疗三周后,临床症状无明显改善。

2. 治疗结果

临床痊愈 21 例,占 17.4%;

显效 52 例,占 43%;

有效 33 例,占 27.3%;

无效 15 例,占 12.4%;

总有效率 87.6%。

六、讨论与体会

现代医学认为,急性尿路感染是由细菌所引起的泌尿道炎症,其中以大肠杆菌引起的发病率最高,可分为上尿路感染(肾盂肾炎)和下尿路感染(尿道炎、膀胱炎),后者的基本病理改变是具备黏膜淤血、水肿、细胞浸润。中医认为,淋证(热淋)属肾虚,湿热之邪留恋下焦,膀胱气化失司。《素问·评热病论》曰:"邪之所凑,其气必虚"。本病系由多种因素致虚,热邪乘虚而入。《诸病源候论·诸淋候》中指出:"诸淋者,由肾虚而膀胱热故也……肾虚则小便数,膀胱热则水下涩,数而且涩,则淋沥不宣,故谓之淋。"从八纲辨证多为热邪引起之里实热证。因感受外邪之不同,体质之差异,又分热毒内蕴,湿热下注,热郁气滞,兼有表证畏寒发热,表里同病等。但主要病变在肾与膀胱、尿道。主要症状为小便频数、淋沥涩痛、少腹酸痛。根据上述理论,采用清热解毒、利水通淋、祛邪为基本治法。方中白花蛇舌草、萹蓄、车前草、生甘草清热解毒、利水通淋。益母草活血行水,《本草汇言》曰:"益母草,行血养血,行血而不伤新血,养血而不滞瘀血,诚为血家之圣药也。"知母、黄柏相伍,出自李东垣《兰室密藏》滋肾丸,治下焦湿热,小便癃闭,点滴不通。白茅根凉血止血,治水肿热淋,利尿而不伤阴,善治血分之热。冬葵子为滑下利窍之品,利尿通淋,消除水肿。玉米须、黄芪相配,取岳美中教授经验,善治蛋白尿。黄芪、白术、防风为玉屏风丸,调和营卫,增强人体抵抗力,提高免疫机能,增强抗感染免疫力,控制感染,预防复发,扶正祛邪。诸药相配能清除邪热,通淋利水,控制感染,抑制细菌生长;活血行水,改善毛细血管通透性及增强吞噬功能,减轻炎症反应。

通过临床疗效观察,认为本病为临床常见病之一,患者以女性为主,农村青壮年妇女发病率较高,与清洁卫生意识差有关,以急性期发展为特点,病程短、病势急,早期治疗治愈率较高,治疗不当容易复发。本方治热淋为主,不能与整个尿路感染同等来理解,要在中医辨证论治的基础上与辨病(现代医学的病)相结合,以提高疗效。所以结合临床症状进行辨证,随症加减,疗效更为满意。

(1992 年上海市中医药学会学术年会小组交流论文)

胃、十二指肠溃疡辨证治疗体会

笔者在脾胃病专科门诊中按照中华全国中医学会内科学会《胃脘痛诊断、疗效评定标准(草案)》[1]，采用疗效观察登记表方法对 171 例胃脘痛进行辨证分型的初步探索已报道[2]，此处不再赘述。本文将其中 42 例胃、十二指肠溃疡辨证、中药治疗简介于下。

一、一般资料

病例共 42 例，其中男性 28 例，女性 14 例，年龄最小 18 岁，最大 72 岁，平均34.5岁。病程最短 6 月，最长 30 年，平均 7 年。职业：农民 29 例，工人 8 例，教师 3 例，干部 2 例。十二指肠溃疡 30 例，胃溃疡 10 例，复合性溃疡 2 例。

二、中医辨证与方药

1. 气滞证

10 例：单纯气滞 6 例，兼湿 2 例，兼瘀 2 例。

(1) 主症：① 胃脘胀痛、攻窜两胁，得嗳气或矢气舒；② 遇恼怒复发或加重；③ 舌苔白、脉弦。

(2) 次症：① 胸闷食少、泛吐酸水、口苦眩晕；② 大便成形，排便不畅。

治以疏肝健脾、和胃理气。方药香苏散、四逆散加味。

[病例 1]

周某，女，36 岁。胃痛 3 年，以胀痛为主，嗳气则舒，胃肠道检查提示"胃溃疡"。

刻下：胃脘胀闷，痞满疼痛，口苦目眩，情志不畅，易怒，怒则两胁胀痛加重，纳差，舌淡红、苔薄白、脉弦数。证属肝胃不和，气滞瘀阻。治以疏肝和胃，理气化瘀。

方药：四逆散、香苏散加味。

柴胡6 g，白芍30 g，枳壳10 g，苏梗10 g，香附10 g，莪术、白术各10 g，元胡10 g，蒲公英30 g，乌贼骨、浙贝母、白芨片各10 g，没药3 g，甘草6 g。

服药 3 月,临床症状消失,复查胃镜,溃疡愈合。

2. 虚寒证

32 例:虚寒 19 例,气虚 10 例,兼湿 2 例,寒重 1 例。

(1) 主症:① 胃痛隐隐、喜暖喜按、遇冷痛作或加重;② 空腹痛重、得食痛减、食后腹胀;③ 舌质淡嫩、边有齿痕,苔薄白,脉沉细或迟。

(2) 次症:① 倦怠乏力、神疲懒言、畏寒肢冷;② 大便溏薄,或虚秘,或初硬后溏;③ 食欲不振、食则易饱。

治以温中健脾,脾胃并调。方药:黄芪建中汤加味。

[病例 2]

刘某,男,40 岁。胃痛 8 年,以隐痛为主,伴嗳气吞酸。胃镜提示:十二指肠球部溃疡伴出血。上一年曾胃出血住院治疗。

刻下:近一周饮食不节,饮酒过度,又感风寒之邪,畏寒,上腹疼痛,嗳气吞酸,喜暖喜按,面色萎黄,神疲乏力,纳谷显减,便溏色黑,大便隐血(3+),舌质淡嫩、略胖、边有齿印,苔白腻,脉沉细。证属脾胃虚寒,湿滞瘀阻,络脉受损。治以益气健脾,温中和胃兼以化瘀。

方药:黄芪建中汤加味。

生黄芪 30 g,白芍 15 g,桂枝 6 g,吴茱萸 3 g,川黄连 5 g,炮姜炭 6 g,乌贼骨、浙贝母、白芨片 10 g,没药 3 g,炙甘草 6 g,参三七粉(另包吞服)3 g。

服药 3 月,临床症状消失,胃镜复查,溃疡愈合。

三、治疗结果

临床治愈 15 例,占 35.7%;

显效 13 例,占 31%;

有效 12 例,占 28.6%;

无效 2 例,占 4.7%;

总有效率 95.2%。

四、讨论与体会

胃、十二指肠溃疡属于中医胃脘痛范畴,是以胃脘部近心窝部位疼痛为主的一种病症。西医认为消化性溃疡的发生是胃黏膜的屏障作用与攻击因子失去平衡所致,与幽门螺杆菌有关。笔者认为本病属于中医疮疡之类,又称"内疡"。胃痛的发生与胃有直接关系,董建华教授提出胃痛"从胃论治"的观点和方法,对临床诊断治疗有指导意义。

本病病因为饮食失节,恣食肥甘辛辣,过嗜烟酒,损伤脾胃,食、湿、热蕴而成毒,邪毒蕴积,胃气气滞,肝胃气滞。胃痛日久,"气有余便是火",转化为胃热,肝胃郁热,"久病入络"而转为气滞血瘀。脾胃同居中州,互为表里,脾胃同病,肝脾同病,以虚证寒证居多,虚为病本,实为其标。脾胃虚弱,外邪内阻,气血郁滞,中气不足,升降失调,抗病能力衰弱,局部机能减退,血瘀气滞,邪毒内蕴,热盛而内腐成疡。

本病病理机制是气滞血瘀,与局部炎症活动即幽门螺杆菌有关理论相吻合。情志失调,肝郁气滞,尤为重要。《素问·上古天真论》曰:"恬淡虚无,真气从之,精神内守,病安从来",临床中发现,情绪变化、过度刺激、突然悲伤会影响脾胃功能,食欲明显减退,胃脘部胀痛痞满。《素问·举痛论》曰:"百病生于气也"。溃疡病气滞证,是肝和胃生理功能遭受破坏而导致病理变化,是疏泄调达、和降濡润功能失常。辨清在肝为先,应疏肝理气,郁而化热则加清肝泻火;在胃为先,"阳明以通为用",应和胃通降。

十二指肠溃疡虚寒证,是脾胃和肝脾生理功能遭受破坏而导致相应病理变化,升降运化水谷、疏调气机功能失常,其病性寒热互见,虚实夹杂,正如古人所说"实则阳明,虚则太阳",此观点与本文气滞证多见于溃疡初期、虚寒证多见于十二指肠溃疡后期不谋而合。

在辨证用药基础上,根据溃疡病的特点加用治病之药:乌贼骨、浙贝母、白芨片、没药敛疮生肌,加速溃疡之愈合,加快局部组织代谢,增强黏膜屏障机能,促进组织修复。总之,中西医治疗本病的药物虽多,但是中医药对本病治疗积累了丰富经验,有一定的优势。以上肤浅体会,有不妥之处希同道指正。

参考文献

[1] 中华全国中医学会内科学会. 胃脘痛诊断、疗效评定标准(草案)[J]. 中医函授通讯,1985(3):400-401.

[2] 冯绍中. 171例胃脘痛辨证分型初探[J]. 上海中医药杂志,1993(11):15-16.

(1995年青浦区第四届科技优秀论文)

佳贝咳喘宁治疗咳喘 285 例临床疗效观察

中药剂型改革、佳贝咳喘宁合剂（1 号、2 号）应用于临床取得满意疗效报告如下：

一、临床资料

1. 病例选择与诊断标准

病例选择：根据卫生部中医司 1986 年制定的《中医内科、儿科病症诊断疗效标准》，参考高等中医院校《中医内科学》《中医儿科学》，以咳、痰、喘临床症状为主要依据之上呼吸道感染，中医辨证分风寒、风热二型，排除支气管异物、肺结核、胸膜炎、气胸等其他疾病，均列为疗效观察对象。

诊断标准：中医辨证分型如下。

（1）风寒型：① 恶寒发热，无汗；② 咳嗽，痰鸣，喉间痰声漉漉；③ 咳痰清稀色白；④ 喘息，鼻煽气喘；⑤ 舌质淡红、苔薄白，脉象细数，指纹淡浮不显。

（2）风热型：① 畏寒发热，汗出热不解；② 咳嗽，痰鸣，喉间痰声漉漉；③ 咳痰黄白黏稠；④ 喘息，鼻煽气喘促；⑤ 舌质红、苔薄黄，脉象浮数，指纹青紫显露。

上述 5 项具备为典型病例，若具 2、3、4 中两项以上均作咳喘证。兼症：纳呆、食少、苔白腻加保和丸，颧红、舌绛、口干加生脉饮，便秘加大黄 3 克冲服。

2. 一般情况与分组

中药组：共 185 例，男性 91 例，女性 94 例。

中西结合组：共 100 例，男性 49 例，女性 51 例。

中药对照组：共 100 例，男性 61 例，女性 39 例

二、治疗方法

1. 中药组

口服佳贝咳喘宁（1 号、2 号），由青浦县赵巷中药厂制。

基本药物组成：僵蚕 6 g，浙贝母 10 g，干地龙 15 g，鱼腥草 30 g，麻黄 6 g，丹参 10 g，桔梗 6 g，枳壳 10 g，杏仁 10 g，甘草 6 g；风寒加桂枝 6 g，风热加生石膏 30 g。每日一剂，每剂浓缩 100 mL。每瓶 200 mL，每日两次，每次 50 mL。

2. 中西结合组

青霉素 5~10 μg/kg 静滴或肌注，2 次/日，口服佳贝咳喘宁（1 号、2 号），1 岁以内 10~15 mL，1 岁至 6 岁 15~20 mL，6 岁以上 25 mL，口服，3~4 次/日。

3. 西药对照组

青霉素 5~10 μg/kg 静滴或肌注，2 次/日，加先锋霉素 V 30~50 mg/kg（头孢唑林）或丁氨卡那 10~15 mg/kg 静滴，口服儿咳非那根、必嗽平，合并病毒感染加用病毒唑每日 10~15 mg/kg 静滴或肌注。

三组均以 7 天为一个疗程，治疗前分别测体温，进行血液检查（白细胞分类）、胸透（片）检查，对病人主要临床症状及体征进行分别判定。

三、疗效分析

1. 主要临床症状及体征的等级评定标准

（1）咳嗽：间断咳嗽，不影响正常活动为轻度（＋）；症状介于轻度与重度之间为中度（＋＋）；咳嗽频繁，阵作而吐，影响睡眠及活动为重度（＋＋＋）。

（2）喘息：喘息偶有发生，不影响正常活动为轻度（＋）；病情介于轻度及重度之间为中度（＋＋）；喘息明显，甚则张口抬肩不能平卧，影响睡眠及活动为重度（＋＋＋）。

（3）喉间痰鸣：偶可闻及喉间痰鸣为轻度（＋）；介于轻度与重度之间为中度（＋＋）；喉间痰鸣连续不断，甚者可伴哮鸣音为重度（＋＋＋）。

（4）肺部干、湿啰音：啰音偶闻及为轻度（＋）；散在为中度（＋＋）；满布为重度（＋＋＋）。

2. 疗效判定标准

参考《中医内科、儿科病证诊断疗效标准》判断疗效。

（1）临床治愈：咳嗽、喘息、痰鸣症状消失，听诊两肺干、湿啰音消失，胸透（片）（－），白细胞恢复正常，舌象、脉象症状改善。

（2）显效：咳嗽、喘息、痰鸣症状明显减轻，听诊两肺干、湿啰音减少，胸透（片）（－），白细胞正常，舌象、脉象症状改善。

（3）有效：咳嗽、咳痰、喘息症状减轻，发作次数减少（＋＋＋至＋＋，＋＋

至＋）。

（4）无效：咳嗽、喘息、痰鸣症状及肺部啰音无改善。

3. 治疗结果

表1显示,中药组总有效率89.18%,中西结合组总有效率92%,西药对照组总有效率81%。经统计学处理,前两组疗效均高于对照组（$P<0.01$）。

表1　中药组、中西结合组和西药对照组的疗效比较

组　别	证型	治　愈		显　效		有　效		无　效	
		例	%	例	%	例	%	例	%
中药组	风寒	14		32		28		10	
	风热	26		34		31		10	
		40	21.62	66	35.61	59	31.89	20	10.81
中西结合组	风热	9		22		9		5	
	风寒	12		33		7		3	
		21	21.0	55	55.0	16	16.0	8	8.0
西药对照组		6	6.0	35	35.0	40	40.0	19	19.0

（1）临床症状及体征改善：经相应药物治疗均有不同程度的改善,经比较均有显著性差异（$P<0.01$）。详见表2。

表2　中药组、中西结合组和西药对照组的症状改善比较

症　状	中　药　组				中　西　结　合　组				西　药　对　照　组			
	治愈	显效	有效	无效	治愈	显效	有效	无效	治愈	显效	有效	无效
咳嗽	40	66	58	21	21	55	16	8	17	44	20	19
喘息	47	43	39	11	26	48	19	7	15	41	29	21
痰鸣	45	54	44	7	25	52	18	5	13	39	25	23
干、湿啰音	31	42	36	4	12	38	8	3	2	22	21	7
哮鸣音	36	44	39	15	3	9	5	2	1	2	3	5

注：中药组干、湿啰音113例,哮鸣音134例;中西结合组干、湿啰音61例,哮鸣音19例;西药对照组干、湿啰音52例,哮鸣音11例。其中各组哮鸣音差异无显著性（$P>0.05$）。

（2）白细胞计数情况：中西结合组中,治疗前不正常81例（白细胞增高70例,降低11例）,治疗后恢复正常67例（81%）。西药对照组中,治疗前不正常83例（增高 74 例,降低 9 例),治疗后恢复正常 32 例(39％)。两组比较有显著性差异($P<$ 0.05)。因中药组在中医门诊,未进行白细胞计数,所以白细胞计数仅进行了两组比较。

四、案例举例

[病例 1]

张某,女,50 岁,农民,1991 年 11 月 18 日初诊。

主诉:恶寒发热,咳嗽而喘 7 天,素有咳喘病史三年,每年秋后则发。刻下:风寒外束,肺气失宣,恶寒发热,咽痒,咳嗽痰鸣,喉间痰声漉漉,咳痰白沫状、质清稀,胸闷气短,动则气促加重,纳谷显减,关节酸痛,舌质淡红、苔薄白,脉细数。胸透:慢性支气管炎感染,肺气肿。查血白细胞 11.0×10^9/L,中性粒细胞 91％,淋巴细胞 9％。西医诊断:哮喘性支气管炎。中医辨证:风寒型。用佳贝咳喘宁 1 号,服药 7 天,咳嗽而喘明显好转,咳痰减少,痰鸣消失,舌质红、苔薄少,脉细数。复查血常规:白细胞 6.5×10^9/L,中性粒细胞 78％,淋巴细胞 22％,胸透:两肺纹理增粗。继续服佳贝咳喘宁 1 号,两周后临床症状治愈。

[病例 2]

蔡某,女,30 岁,职工,1991 年 10 月 26 日初诊。

主诉:畏寒发热,咳喘 10 天伴胸闷气短,素有咳喘病史五年,每年秋冬季发作。刻下:秋凉外感而化热,畏寒发热,咳喘痰鸣,喉间痰声漉漉,咳痰黄白相兼、黏稠,曾用中西药治疗 7 天罔效。舌质红、苔薄黄,脉浮数。胸透:两肺纹理增粗。中医辨证:风热型。用佳贝咳喘宁 2 号,服药 7 天,临床症状咳喘明显好转,咳嗽显减,痰鸣消失,舌质红、苔薄少,脉浮数,伴口干。加生脉饮,继续用药 2 周。复查:胸透(一),查血白细胞 5.2×10^9/L,中性粒细胞 68％,淋巴细胞 32％,临床症状治愈。

五、小结与体会

对咳喘病因病机的认识,历代医家论述颇多,治法各异,方药众多。笔者认为咳喘急性发作期病因以外感标实为主,有寒热之别;病机是脾虚湿痰内生,内外合邪,阻塞气道,气机逆乱,提出以肺为主、从肺论治的观点。本合剂以宣肺达邪、止咳平喘治其标,近期临床效果比较好,在急性发作期可明显缓解其症状。缓解期治肺可调理气机,减少、减轻咳喘病复发。

以辨证与辨病相结合为指导,既注重临床症状及体征的宏观辨证,又结合现代医学微观检查,辨证分型论治,兼证加味,从临床表现辨寒热之性质,从舌、脉、痰之性质见证用药。对285例患者分析认为,青少年以肺卫不固,外邪入侵,饮食寒凉、内外合邪为主因;中老年以肺虚受邪,脾肾虚损,湿痰内生,痰饮阻于气道,气机逆乱为主因。总之,治肺,宣肺达邪,调畅气机,止咳平喘为本方主要功用。

目前,中医治病用药仍以饮片、汤药为主,为方便给药,使中药资源更易发挥其治病效应,应不断探索,寻找疗效确切的新方进行剂型改革,充分发挥中医中药治疗咳喘病的优势,并有利于探索对本病用药的规律。本合剂除麻黄汤定喘止咳、麻杏石甘汤清热止咳平喘外,现代药理研究还表明,僵蚕所含之蛋白质有刺激肾上腺皮质激素入血的作用,间接能缓解喘息。浙贝母碱在低浓度对支气管平滑肌有明显的扩张作用。干地龙所含氮素也具有抗组胺、治过敏和舒展支气管平滑肌的功效。丹参与地龙同用具有活血化瘀、解痉平喘之功。鱼腥草对金黄色葡萄球菌、卡他球菌、流感杆菌、肺炎球菌等有明显抑制作用。桔梗中桔梗粗皂苷有解热抗炎、镇咳祛痰、抗过敏等多种作用。麻黄发汗解热,解除支气管痉挛;麻黄碱和伪麻黄碱能松弛支气管平滑肌,且作用较缓和而持久;其挥发油对流感病毒有抑制作用。甘草有类肾上腺皮质激素样作用,可抗炎及抗变态反应,并有中枢镇咳作用。上述药物有抑菌、消炎、抗过敏、止咳、平喘、化痰之功效,对机体功能起调节作用,并能提高机体免疫功能。本合剂是治疗咳喘常见病、难治病急性发作、防复发、减轻症状的理想中药合剂之一。

（1999年12月参加上海市医学会肺科学会区县第五届学术年会交流论文）

冯氏温胃止痛方用于脾胃虚寒型十二指肠溃疡患者的疗效评价

十二指肠溃疡是一种消化系统常见的慢性溃疡,多由于幽门螺杆菌感染引起,病程较长。[1]临床上常表现为上腹部疼痛,进食后可缓解。治疗上常以抗感染、抗酸、保护胃黏膜为治疗原则,可迅速缓解腹痛症状,但停药后复发率较高。另外,长期应用抗生素会产生耐药性,无法达到预期效果。中医将十二指肠溃疡分为虚寒、虚热、气阴两虚、气陷四种类型,认为治疗脾胃虚寒型应以温中散寒、甘温补虚为治疗原则。[2]我院对脾胃虚寒型十二指肠溃疡患者应用冯氏温胃止痛方,与应用西医三联疗法进行比较,现报道如下。

一、资料与方法

1. 一般资料

本研究已通过院内伦理委员会的批准,选取 2018 年 3 月至 2019 年 5 月我院收治的 80 例脾胃虚寒型十二指肠溃疡患者为研究对象。

纳入标准:

(1) 年龄≥18 岁;

(2) 经幽门螺杆菌及胃镜检查确诊为十二指肠溃疡患者;

(3) 两组患者均已了解本次研究内容并签署知情同意书。

排除标准:

(1) 胃溃疡、胃癌患者;

(2) 内分泌紊乱者;

(3) 合并精神疾病者;

(4) 配合度差者。

采用抽签法分为观察组和对照组各 40 例。对照组中男性 23 例,女性 17 例;年龄 21～60 岁,平均(40.69±6.12)岁。观察组中男性 27 例,女性 13 例;年龄 23～62 岁,平均(41.12±5.82)岁。两组患者基本情况比较,差异无统计学意义($P>0.05$)。

2. 材料与方法

对照组给予西医三联疗法,包括:阿莫西林胶囊(生产厂家:上海信谊万象药业股份有限公司,批准文号:国药准字 H31020363)每次 0.5 g,口服,一日三次;克拉霉素分散片(生产厂家:海润药业股份有限公司,批准文号:国药准字 H10950086)每次 250 mg,口服,一日两次;奥美拉唑肠溶胶囊(生产厂家:常州四药制药有限公司,批准文号:国药准字 H31020363)每次 20 mg,口服,一日两次。治疗疗程为一个月,治疗期间戒烟、戒酒,以高蛋白饮食为主。

观察组在对照组基础上给予冯氏温胃止痛方,具体药物包括:生黄芪 30 g、白芍 15 g、桂枝 6 g、吴茱萸 3 g、黄连 5 g、炮姜炭 6 g、乌贼骨 15 g、浙贝母 9 g、白芨 9 g、没药 3 g、炙甘草 6 g、三七粉 3 g。将以上药物加水煎煮,每剂 500 mL,每日一剂,分两次服用,治疗疗程为一个月。

3. 观察指标

(1) 总有效率:① 有效,^{13}C 呼气试验检测幽门螺杆菌阴性,腹痛症状消失,胃镜检查溃疡消失;② 显效,^{13}C 呼气试验检测幽门螺杆菌弱阳性,轻微腹痛,胃镜检查溃疡面积减少;③ 无效,^{13}C 呼气试验检测幽门螺杆菌阳性,腹痛症状无变化,胃镜检查溃疡面积无明显变化或增多。总有效率=(有效+显效)/40×100%。

(2) 炎症因子水平:治疗前后采用酶联免疫吸附试验测定血清 NOD 样受体蛋白 3(NLRP3)、半胱氨酸蛋白酶-1(Caspase-1)、白细胞介素 1β(IL-1β)含量水平。

(3) 中医证候积分:对比两组治疗前后中医证候积分,根据《中药新药临床研究指导原则》[3]制定中医证候量表,统计治疗前后胃脘胀痛、嗳气、食欲不振的严重程度,分"无、轻、中、重"四等级,分别记 0、2、4、6 分,得分越高,症状越严重。

(4) 不良反应:对比两组患者治疗中发生不良反应的概率,不良反应包括恶心、头晕、心悸、便秘。

4. 统计学分析

采用 SPSS 20.0 统计学软件处理数据,计量资料采用 t 检验进行分析,计数资料采用 χ^2 检验进行分析。$P<0.05$ 表示差异具有统计学意义。

二、结果

1. 两组总有效率对比

观察组总有效率为 95.00%,高于对照组 80.00%($P<0.05$)。详见表 1。

表1　两组总有效率对比[*n*,(%),例]

组　别	有　效	显　效	无　效	总有效率
对照组(*n*=40)	15(37.50)	17(42.50)	8(20.00)	32(80.00)
观察组(*n*=40)	26(65.00)	12(30.00)	2(5.00)	38(95.00)
χ^2值				4.458
*P*值				0.034

2. 两组炎症因子水平对比

治疗前,两组炎症因子水平对比无明显差异($P>0.05$);治疗后,观察组NLRP3、Caspase-1、IL-1β均低于对照组($P<0.05$)。详见表2。

表2　两组炎症因子水平对比[$\bar{x}\pm s$]

组　别	NLRP3(ng/mL)		Caspase-1(ng/mL)		IL-1β(pg/mL)	
	治疗前	治疗后	治疗前	治疗后	治疗前	治疗后
对照组	9.48±1.62	7.55±1.12	23.98±11.01	19.28±3.74	58.74±10.75	43.74±9.23
观察组	9.50±1.57	6.02±1.15	23.52±11.25	15.24±4.12	58.25±11.26	39.82±7.14
*t*值	0.056	6.028	0.185	4.592	0.199	2.125
*P*值	0.478	0.000	0.427	0.000	0.421	0.018

3. 两组中医证候积分评分对比

治疗前,两组中医证候积分评分对比无明显差异($P>0.05$);治疗后,观察组中医证候量表评分低于对照组($P<0.05$)。详见表3。

表3　两组中医证候积分评分对比[$\bar{x}\pm s$,分]

分　组	胃脘胀痛		嗳　气		食欲不振	
	治疗前	治疗后	治疗前	治疗后	治疗前	治疗后
对照组(*n*=40)	2.25±0.75	1.13±0.38	1.42±0.99	0.71±0.30	1.65±0.61	0.79±0.21
观察组(*n*=40)	2.21±0.78	0.95±0.14	1.39±1.06	0.50±0.10	1.62±0.65	0.48±0.11
*t*值	0.234	2.811	0.131	4.200	0.213	8.270
*P*值	0.408	0.003	0.448	0.000	0.416	0.000

4. 两组治疗中不良反应发生率对比

观察组治疗中不良反应发生率为 5.00％,低于对照组 25.00％($P<0.05$)。详见表 4。

表 4　两组治疗中不良反应发生率对比[n,(％),例]

组　别	头　晕	恶　心	心　悸	便　秘	发生率
对照组($n=40$)	2(5.00)	4(10.00)	1(2.50)	3(7.50)	10(25.00)
观察组($n=40$)	1(2.50)	0(0.00)	0(0.00)	1(2.50)	2(5.00)
χ^2值					10.028
P 值					0.002

三、讨论

十二指肠溃疡与饮食、生活习惯等息息相关,发病后常伴有轻、中度的上腹痛。随着人们生活条件改善,饮食不规范,导致我国十二指肠溃疡发病率持续上升[4]。西医认为其发病机制主要是由于胃酸分泌过多,导致黏膜受损所形成,因此治疗上常运用西药三联疗法,即阿莫西林、克拉霉素等抗生素联合奥美拉唑治疗为主。但长期使用西药不仅易形成耐药性,也易加剧药物的毒副作用,甚至形成十二指肠穿孔。目前,中医学对十二指肠溃疡取得深入认知,认为溃疡病多属于虚证,饮食生冷、劳倦伤阳、胃气不和等是其主要病因,因此治疗上应以温中散寒、甘温补虚为主[5]。我院冯绍中老中医通过多年临床观察,为治疗脾胃虚寒型十二指肠溃疡得出有效药方,称之为冯氏温胃止痛方。此药方以黄芪建中汤化裁,方中生黄芪、桂枝、白芍、炙甘草补中、温中,缓急止痛;吴茱萸、黄连辛开苦降、寒热并用,能泻肝火,行湿开痞结而止痛;加炮姜炭温经止血、温脾止泻;乌贼骨、浙贝母制酸止痛;没药、白芨、三七粉散瘀止痛,活血止血,敛疮生肌。故全方位攻补兼顾,有效制酸止血、保护黏膜、抗溃疡。

本次研究中,观察组临床总有效率 95.00％,高于对照组 80.00％,另外观察组头晕、恶心、心悸、便秘的中医证候积分评分均低于对照组($P<0.05$)。上述结果发现对脾胃虚寒型十二指肠溃疡患者采用冯氏温胃止痛方,可有效改善患者临床症状,减轻胃脘疼痛,与西药三联疗法相比效果更佳。其原因是在西医治疗的基础上采用中药汤剂,针对脾胃虚寒型十二指肠溃疡发病机制进行制酸止血、止痛、温补中气、

抗溃疡等,故而可提高治疗效果,改善患者临床症状。

　　研究报道,十二指肠溃疡发病主要因幽门螺杆菌感染后导致机体炎症反应加剧所致,从而导致胃黏膜溃烂形成溃疡。本研究所观察的 NLRP3、Caspase-1、IL-1β水平是临床常用的炎症反应参考指标,治疗前两组上述指标无明显差异($P>0.05$),提示十二指肠溃疡患者均伴有不同程度的炎症反应,治疗后观察组炎症因子水平明显低于对照组($P<0.05$),说明冯氏温胃止痛方能够调节炎症因子的表达,抑制病情进展[6]。西药长期服用后多会出现不良反应,中医治疗攻补兼顾,温中散寒、甘温补虚,有效避免药物副作用以及依赖性产生。本研究中观察组不良反应发生率为5.00%,低于对照组的25.00%,观察组指标均低于对照组,有效证实了这一点。

　　综上所述,冯氏温胃止痛方在脾胃虚寒型十二指肠溃疡的治疗中取得显著效果,有效缓解临床症状,减少药物不良反应发生,提高治疗效果。

参考文献

[1] 张华,陆帅,王志勇.雷贝拉唑和艾司奥美拉唑治疗十二指肠溃疡的效果比较及对 CRP 和 IL-8 及 IL-16 的影响[J].广东医学,2020,41(14):105-108.

[2] 孙静晶,周斌.胃溃疡,十二指肠溃疡虚实证型研究[J].中华中医药杂志,2019,34(3):381-383.

[3] 郑筱萸.中药新药临床研究指导原则[M].北京:中国医药科技出版社,2002.

[4] 李建红.两种用药方案治疗幽门螺杆菌相关性十二指肠溃疡的疗效对比[J].中国药物与临床,2018,18(4):575-576.

[5] 李涛,王泳,陆敏.气滞胃痛颗粒联合乌贝散治疗青年军人十二指肠溃疡的临床观察[J].医学研究杂志,2018(6):172-175,138.

[6] 黄铭涵,许若缨,郑榕,等.清化饮联合四联疗法治疗 Hp 相关十二指肠溃疡的疗效及机制研究[J].中华中医药杂志,2020,35(9):456-460.

(陈丽、刘琴供稿)

佳贝咳喘宁 2 号治疗慢性喘息性支气管炎
急性发作期临床观察

　　慢性喘息性支气管炎是以咳嗽、咳痰伴喘息为主要症状的气管、支气管黏膜及其周围组织的慢性非特异性炎症。本病主要见于老年人，由于病情迁延，呈进行性发展，严重影响患者生活质量[1—4]。佳贝咳喘宁是笔者临床治疗慢性咳喘性疾病的经验方。本研究运用佳贝咳喘宁 2 号治疗 81 例慢性喘息性支气管炎急性发作期（风热型）患者，取得较好效果，现报道如下。

一、资料与方法

　　1. 病例选择

　　(1) 西医诊断标准：参照《临床疾病诊断及疗效判断标准》(2010 年)。[5] ① 咳嗽、咳痰或伴喘息反复发作每年持续至少 3 个月，并连续 2 年或 2 年以上。② 排除心肺其他疾病引起的咳嗽、咳痰、喘息症状（如肺结核、肺癌、支气管扩张、心衰等）。③ 常有吸烟史，查体肺部呼吸音粗糙，或闻及哮鸣音，伴感染时有湿啰音。④ 胸部 X 线检查早期无异常，反复发作者见肺纹理增粗、紊乱，呈网状、条索状或斑点状阴影，下肺野明显。⑤ 血白细胞计数可正常或增高。

　　(2) 中医诊断标准：参照《中医病证诊断疗效标准》(1994)。[6] ① 主症：咳嗽、咳痰，咯痰黏白或黄，喘息。② 次症：心烦胸闷，口干而渴，发热恶寒。③ 舌脉：舌边尖红，苔白或薄黄，脉浮数。

　　(3) 纳入标准：① 符合"慢性支气管炎"的西医诊断标准及"咳嗽""喘息"的中医病证诊断标准；② 入组患者的年龄在 40～75 岁；③ 患者近 1 周内未使用过抗感染药、糖皮质激素、支气管舒张剂、止咳化痰药等药物。

　　(4) 排除标准：① 不符合上述西医诊断标准及中医病证诊断标准者；② 年龄在 40 岁以下或 75 岁以上者；③ 合并有严重肺心病、呼吸衰竭和心功能衰竭等疾病者；④ 有肝肾功能严重障碍、肿瘤及精神病者；⑤ 妊娠期和哺乳期妇女；⑥ 对治疗药物有过敏史者；⑦ 依从性差，未能按规定用药或资料不全者。

2. 临床资料

选择本院 2015 年 1 月至 2016 年 8 月期间收治的慢性喘息性支气管炎急性发作期（风热型）的 162 例患者作为研究对象。按照随机数字表法将患者随机分为观察组和对照组各 81 例。观察组男性 45 例，女性 36 例；年龄（68.26±5.38）岁，病程（6.21±2.80）年。对照组男性 48 例，女性 33 例；年龄（68.07±5.60）岁，病程（6.40±2.85）年。两组患者的性别、年龄、病程等一般资料的基线分析，差异无统计学意义（$P > 0.05$）。

3. 治疗方法

两组患者均给予抗感染、平喘治疗。予头孢唑肟钠 2 g 加入氯化钠注射液 250 mL，静脉滴注，每日 2 次，盐酸氨溴索 120 mg 加入氯化钠注射液 100 mL，静脉滴注，每日 1 次，多索茶碱 0.3 g 加入氯化钠注射液 250 mL，静脉滴注，每日 1 次。

（1）对照组在基础治疗以外，如喘息重者短时间给予甲强龙 40 mg 静脉推注，每日 1 次，共治疗 10 天。

（2）观察组在基础治疗的基础上辨证给予佳贝咳喘宁 2 号［组成：僵蚕 6 g，贝母 10 g，地龙 10 g，麻黄 6 g，生石膏 30 g（先煎），杏仁 10 g，丹参 10 g，枳壳 10 g，甘草 6 g，桔梗 6 g，鱼腥草 30 g］，水煎取汁，每次 200 mL，每日 2 次，共治疗 10 天。

4. 主要观察指标及症状、体征评分标准

（1）主要症状：咳嗽、咯痰、喘息、哮鸣。

（2）相关症状：恶寒、发热、口干咽痛、气短乏力、易感冒、纳便异常等。

（3）体征：体温、呼吸、脉搏、舌苔、脉象、肺部体格检查。

（4）辅助检查：胸部 X 线检查，血常规，根据需要进行肺功能、痰液病原菌学检查等。

5. 疗效评定标准

参照《中药新药临床研究指导原则》[7]慢性支气管炎的疗效判定标准。

临床控制：咳、痰、喘及肺部哮鸣音恢复到急性发作前水平，其他客观指标基本正常。

显效：咳、痰、喘及肺部哮鸣音显著减轻，但未恢复到急性发作前水平，其他客观检查指标明显改善。

有效：咳、痰、喘及肺部哮鸣音有减轻，但程度不足显效者，其他客观检查指标有改善。

无效：咳、痰、喘症状及哮鸣音无改变或加重，1 个月内仍未恢复到发作前水平。

总有效率＝(临床控制例数＋显效例数＋有效例数)/总例数×100%。

6. 统计学处理

选用 SPSS 19.0 软件，计数资料采用 χ^2 检验，计量资料以 $(\bar{x}\pm s)$ 表示，组间比较采用 t 检验，以 $P<0.05$ 表示差异有统计学意义。

二、结果

1. 两组临床疗效比较

见表1。两组总有效率差异无统计学意义($P>0.05$)，观察组临床控制率 38.27%，明显优于对照组的 24.69%，差异有统计学意义($P<0.05$)。

表1　两组临床疗效比较(n)

组　　别	临床控制	显　效	有　效	无　效	总有效(%)
观察组($n=81$)	31	34	12	4	77(95.06)
对照组($n=81$)	20	39	15	7	74(91.36)

2. 两组中医证候评分比较

见表2。因慢性喘息性支气管炎急性发作期以咳嗽、咳痰、喘息为主要表现，因此主要观察两组患者咳嗽、咳痰、喘息症候评分的治疗前后比较。观察组治疗后痰量、喘息等主要中医证候评分均低于对照组，差异有统计学意义($P<0.05$)。

表2　两组中医证候评分比较($\bar{x}\pm s$)

组　　别	咳　嗽		咳　痰		喘　息	
	治疗前	治疗后	治疗前	治疗后	治疗前	治疗后
观察组($n=81$)	4.62±1.43	1.11±1.22*	4.23±1.53	0.79±1.25*	4.22±1.55	0.67±1.26*
对照组($n=81$)	4.69±1.23	1.85±1.37*△	4.25±1.43	1.19±1.37*△	4.62±1.37	0.91±1.48*△

注：与本组治疗前比较，* $P<0.05$；与对照组治疗后比较，△$P<0.05$。

3. 两组中医症候总评分比较

见表3。治疗组治疗后中医证候总评分均低于对照组，差异有统计学意义($P<0.05$)。

表 3　两组中医证候总评分比较($\bar{x}\pm s$)

组　　别	治疗前	治疗后
治疗组($n=81$)	16.94±3.15	3.77±3.48*
对照组($n=81$)	17.01±3.18	4.92±3.75*△

注：与本组治疗前比较，*$P<0.05$；与对照组治疗后比较，△$P<0.05$。

三、讨论

慢性喘息性支气管炎在临床上以发作性支气管痉挛，且或伴可逆性气道阻塞为主要特征，以反复发作的咳嗽、咳痰、气喘为主要表现，严重危害人们的健康。本病的发病率随年龄增长，老年人是该病的主要感染人群。[1]长期应用抗生素易导致相关副作用及细菌耐药性明显增加；老年患者因基础疾病及相关用药较多，而常常使部分平喘药物的使用受到限制。

慢性喘息性支气管炎属于中医学"咳嗽""喘证""肺胀"等范畴。中医认为，本病的发生之本是由于痰饮伏藏于肺，即"伏痰"，是慢性喘息性支气管炎的风根；其标在于外邪侵袭、体虚劳倦、情志刺激等引动伏痰，使慢性喘息性支气管炎急性发作。而气滞痰凝，久病入络，痰瘀互生，易成痰瘀互结证，如朱丹溪提出了"痰挟瘀血，遂成窠囊"的论点。[2]目前临床基本认为"痰、风、瘀"贯穿发病始终。而肺之宿痰久留不去则易郁滞而化火。万密斋云："盖人之有痰，犹木之有津，时令大热，草木流津，痰自热生，此明验也。"[3-4]提出痰为水火二气博结而成。综上所述，慢性喘息性支气管炎发病虽以本虚为主，但其急性加重时多以痰、风、瘀、热等为主要病理改变，故对急性发作期的慢性喘息性支气管炎治疗应予祛风解表、清热化痰、活血祛瘀为主。正如朱丹溪提出："肺胀而嗽，或左或右不得眠，此痰挟瘀血，碍气而病，宜养血以流动乎气，降火疏肝以清痰"。[2]

佳贝咳喘宁是冯绍中临床中治疗慢性咳喘性疾病的经验方。其中本研究所用的佳贝咳喘宁2号方是其在麻杏石甘汤基础上，参考中药药理研究报道，经多年临床实践经验总结、筛选而成，主要用于治疗风热型咳喘。方中麻黄性味辛温，宣肺解表而平喘，石膏性味辛甘大寒、清解肺胃之热，二者宣、清相合，温、寒相制共为君药，以理肺除邪，方中石膏量大于麻黄，故辛凉清肺之力显著；杏仁、浙贝母共为臣药，降利肺气而平喘；僵蚕、地龙、丹参、枳壳、桔梗、鱼腥草共佐君臣，祛风活血、行气化痰而平喘;炙甘草调和诸药。诸药合用,以增麻杏石甘汤清热化痰之功,补解毒祛瘀之效。现代药理研究发现,麻杏石甘汤治疗具有抗病毒、抑菌、镇咳平喘等多重机制,可有效治疗呼吸系统疾病。[8-12]选用僵蚕、丹参、地龙等药物不仅活血化瘀,而且祛风解痉,加强化痰平喘功效。《本草思辨录》记载,僵蚕劫痰湿而散肝风。有研究发现僵蚕可在祛风解痉的同时,发挥化痰止咳平喘的功用。[13]现代临床药理研究表明,僵蚕的化痰平喘作用很大可能与其类激素样作用有关。[14]地龙的现代药理学研究表明其对哮喘的相关症状也有很好疗效。[15-16]有研究提出地龙与僵蚕是小儿哮喘发作期必选药物。[17]故临床上两者配伍应用,以祛风、通络、祛顽痰。

本研究数据显示,观察组疗效优于对照组,咳嗽、咳痰、喘息等评分均低于对照组,提示佳贝咳喘宁2号具有显著的止咳化痰平喘之效,值得临床应用推广。

参考文献

[1] 艾民,何爽. 老年慢性支气管炎的治疗进展[J]. 中国老年学杂志,2012,32(16):3616-3617.

[2] (元)朱震亨. 丹溪心法[M]. 北京:人民卫生出版社,2005.

[3] (明)万全. 幼科发挥·急惊风有三因[M]. 北京:中国中医药出版社,2007.

[4] 王至婉,李建生,余学庆,等. 慢性阻塞性肺疾病急性加重期证候及特征的临床调查研究[J]. 中华中医药杂志,2010,4(25):504-508.

[5] 王蔚文. 临床疾病诊断与疗效判断标准[M]. 北京:科学技术文献出版社,2010.

[6] 国家中医药管理局. 中医病证诊断疗效标准[S]. 南京:南京大学出版社,1994.

[7] 郑筱萸. 中药新药临床研究指导原则[M]. 北京:中国医药科技出版社,2002.

[8] 马以泉,王仁忠,曹灵勇. 麻杏石甘汤药物作用研究[J]. 药物研究,2005,15(4):32-33.

[9] 张明发,沈雅琴. 浙贝母药理研究进展[J]. 上海医药,2007,28(10):459-461.

[10] 李婷,徐文珊,李西文,等. 中药桔梗的现代药理研究进展[J]. 中药药理与临床,2013,29(2):205-207.

[11] 章斌,金剑,金芝贵,等. 枳壳的药理作用与临床应用进展[J]. 医药导报,2013,32(11):1462-1463.

[12] 陈婧,方建国,吴方建,等. 鱼腥草抗炎药理作用机制的研究进展[J]. 中草药,

2014,45(2):284-287.

[13] 胡蝶,陈晶晶,张念志,等.僵蚕及其配伍治疗支气管哮喘的研究进展[J].中国民族民间医药,2013,22(14)49-50.

[14] 张洁,崔应珉.僵蚕治疗支气管哮喘[J].中医杂志,2009,50(8):724.

[15] 李祥华,张德新,王文英,等.地龙汤对豚鼠气道变态反应的影响[J].中国医院药学杂志,2007,27(8):1032-1034.

[16] 王莉,刘毅,王芬,等.地龙对哮喘模型小鼠肺组织 α-SMA 及纤维蛋白的抑制作用[J].中医病理生理学杂志,2009,25(10):1964-1968.

[17] 李香玉,王永吉,王烈.王烈教授善用动物药治疗小儿哮喘经验[J].中国中西医结合儿科学,2013,5(3):204-205.

（刘琴供稿）

临床研究篇

五草清泉饮治疗急性肾盂肾炎临床疗效分析

急性肾盂肾炎是由细菌（极少数可由真菌、病毒、原虫等）引起的肾盂、肾实质的急性感染性炎症，其中以大肠杆菌为主要致病菌。一般伴有下尿路感染，临床上有时不易严格区分。本病起病急，可发生于各年龄段，其中以育龄期女性最多见。根据临床病程，肾盂肾炎可分为急性及慢性两期，急性肾盂肾炎如治疗拖延或不当可转为慢性肾盂肾炎，而慢性肾盂肾炎是导致慢性肾功能不全的重要原因。[1]对于急性肾盂肾炎患者而言，如果不能得到及时有效的治疗，可能导致患者相关脏器和系统并发感染，而降低患者的生活质量，严重者可危及生命。五草清泉饮是我院老中医冯绍中临床中治疗急性泌尿道感染的经验方。本文为探讨临床治疗急性肾盂肾炎的有效方法，观察了五草清泉饮联合抗生素治疗急性肾盂肾炎的疗效，现报道如下。

一、资料与方法

1. 病例选择

（1）西医诊断标准：按照《实用内科学》第 13 版[2]中急性肾盂肾炎的诊断。

（2）中医诊断标准：按照《中药新药临床研究指导原则》（2002 版)[3]中有热淋-湿热下注型的诊断。

（3）纳入标准：① 符合西医诊断标准及中医诊断标准；② 年龄在 18～80 岁之间，体重在 45～90kg 之间；③ 给予知情同意、依从性良好、能够配合完成治疗者。

（4）排除标准：① 不符合纳入标准者，未按规定用药或中断治疗者，无法判断疗效或资料不全等影响疗效或安全性判断者；② 慢性肾盂肾炎、复杂性尿路感染、梗阻性尿路感染、长期卧床及留置导尿者；③ 严重营养不良或伴有严重心肺疾病者；④ 伴有严重肝肾功能不全者；⑤ 妊娠期、哺乳期妇女；⑥ 怀疑或确有酒精、药物滥用病史，精神病患者；⑦ 过敏体质及对本药过敏者。

（5）剔除标准：① 纳入后发现不符合纳入标准者；② 对本药过敏者。

（6）退出标准：① 入组随访中自然脱落、失访；② 受试者发生严重并发症或特殊生理变化时，不宜继续接受试验而退出；③ 试验中，受试者依从性差，不符合规定用药。

2. 一般资料

全部观察病例均来自 2016 年 6 月至 2018 年 5 月在上海市青浦区中医医院就诊的门急诊及住院患者，共计 114 例。按就诊时间的先后顺序，随机分为观察组和对照组两组。

3. 治疗方法

所有患者均给予生活和护理上的指导。对照组给予基础治疗，选择头孢他啶 1.5 g bid 静滴。观察组在基础治疗的基础上辨证给予五草清泉饮：白花蛇舌草 30 g、益母草 15 g、车前草 15 g、萹蓄 15 g、生甘草 6 g、白茅根 30 g、生黄芪 15 g、炒白术 10 g、防风 6 g、冬葵子 10 g、知母 10 g、黄柏 10 g，血尿加琥珀 0.5 g（冲服），便秘加生大黄 3 g（后下），热毒盛加金银花 10 g，湿甚加生米仁 15 g，热郁加柴胡 10 g。每日一剂，水煎 800 mL，分早晚 2 次口服，共治疗 14 天。

4. 观察项目及方法

（1）主要临床症状：按照《中药新药临床研究指导原则》（2002 版）。[3]采用积分法对症状进行评分，将主要症状按轻重程度分为一、±、＋、＋＋、＋＋＋五个等级，其分值分别为 0、1、2、3、4 分，比较两组患者临床症状积分之和的变化情况。

（2）实验室指标：分别于治疗前后抽取患者的静脉血及尿液，进行血常规、C 反应蛋白（CRP）、降钙素原（PCT）及尿常规检测。

（3）不良反应：对治疗过程中可能出现的不良反应，如实详细地记录，对其可能原因进行分析，并进行一定期限的随访。

5. 疗效评价标准

按照《中药新药临床研究指导原则》（2002 版）。[3]

痊愈：临床症状及体征消失，2 次尿常规检查均阴性，并于第 2、6 周复查尿菌 1 次，均为阴性，追踪 6 个月无复发者为完全治愈。

显效：临床症状及体征消失或基本消失，尿常规正常或接近正常，尿菌阴性。

有效：临床症状及体征减轻，尿常规显著改善，尿培养偶有阳性。

无效：症状及尿常规改善不明显，尿菌检查仍阳性，或于第 2、6 周时尿菌为阳性。

6. 统计学方法

数据分析采用 SPSS 19.0 统计分析软件,计数资料采用 χ^2 检验,计量资料以 $(\bar{x} \pm s)$ 表示,组间比较采用 t 检验,等级资料采用秩和检验,以 $P < 0.05$ 表示差异有统计学意义。

二、结果

1. 基线资料

本研究共入组病例 114 例,将患者随机分为两组,其中观察组 57 例,剔除 2 例(1 例诊断糖尿病,1 例合并肺部感染),失访 2 例;对照组 57 例,剔除 1 例(1 例并发妇科感染),失访 4 例。最终共有 105 例患者被纳入统计分析,观察组 53 例,对照组 52 例。两组患者的性别、年龄及治疗前症状总积分等一般资料的基线分析,无统计学差异($P > 0.05$),具有可比性。具体见表 1。

表 1　两组患者性别、年龄、病程等一般资料对比

组　别	例数(n)	性别(男/女)	年龄(岁,$x \pm s$)	症状总积分($x \pm s$)
观察组	53	11/42	28.60±10.00	9.37±2.28
对照组	52	12/40	39.08±10.79	1.19±2.47

2. 临床疗效比较

治疗后观察组和对照组的总有效率分别为 94.34% 和 88.46%,观察组优于对照组($P < 0.05$)。具体见表 2。

表 2　两组疗效比较(n(%))

组　别	例数(n)	治　愈	显　效	有　效	无　效	总有效率
观察组	53	26(49.06)	22(41.51)	2(3.77)	3(5.66)	50(94.34)*
对照组	52	17(32.69)	22(42.31)	7(13.46)	6(11.54)	46(88.46)

注:与对照组对比,* $P < 0.05$。

3. 主要临床症状总积分比较

治疗后,观察组的临床症状总积分较治疗前明显下降,优于对照组,差异具有统计学意义($P < 0.05$)。具体见表 3。

表3　两组临床症状总积分比较

组　别	观　察　组		对　照　组	
	治疗前	治疗后	治疗前	治疗后
临床症状总积分	9.37 ± 2.28	1.19 ± 2.47*#	9.35 ± 2.51	2.12 ± 3.02*

注：组内对比，*$P > 0.05$；与对照组对比，#$P < 0.05$

4. 两组患者复发情况比较

两组患者均进行随访，随访时间6个月。随访期间，观察组复发2例，复发率3.77%；对照组复发5例，复发率9.61%。两组复发率比较，差异有统计学意义（$P < 0.05$）。

三、讨论

急性肾盂肾炎的主要表现为寒战、高热、腰酸腰痛、乏力、小便淋漓涩痛等。肾小管细胞坏死、肾盂肾盏的黏膜充血水肿及急性间质炎为该病的常见病理表现。肾盂肾炎的病症机理十分不稳定，一旦治疗措施不当有极大概率导致病变程度加深。由于目前临床治疗中对抗生素类药品的广泛使用，导致疾病耐药性越来越高，耐药杆菌也在不断增多，对肾盂肾炎的根治带来了极大的难度。

急性肾盂肾炎为西医病名，根据其临床症状表现，多属于中医"淋证""腰痛"等范畴。中医认为，热淋的病机是肾气亏虚，湿热之邪留恋下焦，膀胱气化失司。《素问·评热病论》曰："邪之所凑，其气必虚。"《诸病源候论·诸淋候》指出："诸淋者，由肾虚膀胱热故也……肾虚则小便数，膀胱热则水下涩，数而且涩，则淋沥不宣，故谓之淋。"中医药治疗急性肾盂肾炎，既可以消除细菌感染状态，又可以改善症状和体征，能明显改善患者的生活质量，并减少抗生素使用。[4]中西医结合治疗急性肾盂肾炎是一大趋势，能发挥各自优势，提高急性肾盂肾炎的治疗效果。[5]

五草清泉饮是我院老中医冯绍中临床中治疗急性泌尿道感染的经验方。方中黄芪、白术、防风为玉屏风散方，益气健脾，调和营卫，扶正祛邪；白花蛇舌草、萹蓄、车前草、冬葵子、生甘草清热解毒，利水通淋；白茅根凉血止血，利尿而不伤阴，善治血分之热；益母草活血行水，《本草汇言》曰其"行血养血，行血而不伤新血，养血而不滞瘀血，诚为血家之圣药也"。现代药理研究证实，活血化瘀药能改善微循环，抑制炎症反应，改善机体免疫反应，具有增强抗感染、加速创伤愈合、促进增生性疾病的转化和吸收等作用;[6,7]黄柏、知母相伍,出自李东垣《兰室秘藏》滋肾丸,李时珍在《本草纲目》中记载了药对知母、黄柏,"知母之辛苦寒凉,下则润肾燥而滋阴,上则清肺金而泻火,乃二经气分药也;黄柏则是肾经血分药,故二药必相须而行",故两药合用,不仅滋阴降火,清热除湿,还具有引药下行等功效。[8]诸药相合,共奏益气活血、清热凉血、利水通淋之功。

本研究结果表明,五草清泉饮联合抗生素治疗急性肾盂肾炎疗效显著,能明显改善患者的主要临床症状,提高治疗有效率,减少复发,值得临床进一步应用与研究。

参考文献

[1] 陆再英,钟南山. 内科学(第7版)[M]. 北京:人民卫生出版社,2008.

[2] 陈灏珠,林果为. 实用内科学(第13版)[M]. 北京:人民卫生出版社,2009.

[3] 郑筱萸. 中药新药临床研究指导原则[M]. 北京:中国医药科技出版社,2002.

[4] 秦绍久. 左氧氟沙星联合三金片治疗急性肾盂肾炎的效果分析[J]. 当代医药论丛,2017,15(2):117-119.

[5] 涂玥. 急性肾盂肾炎的中医药治疗[J]. 长春中医药大学学报,2011,27(3):400-401.

[6] 罗宏. 中医治疗尿路感染的研究进展[J]. 辽宁中医药大学学报,2010,12(3):94-95.

[7] 苏婷婷,傅春升,张学顺,等. 活血化瘀药对临床抗菌药治疗效果的系统评价及临床用药分析[J]. 辽宁中医杂志,2016,43(11):2339-2340.

[8] 丁元庆.《兰室秘藏》应用知母黄柏之浅识[J]. 中医函授通讯,1995(2):14-15.

(刘琴、钱静燕供稿)

佳贝咳喘宁1号治疗慢性阻塞性肺疾病急性发作期(风寒型)临床疗效观察

慢性阻塞性肺疾病(chronic obstructive pulmonary disease，COPD)是呼吸内科常见的一种疾病,主要是指由于慢性气管炎或其他疾病反复发作引起的小气道管壁塌陷、肺气肿,影响患者的呼吸功能和气体交换。常表现为呼吸困难、疲乏、运动耐量下降、体液潴留及肺淤血等,[1]分为稳定期和急性加重期,后者是指患者病情超越日常情况,短期内咳嗽、咳痰等加重,并伴发热等炎症症状,影响患者的生活质量,严重者甚至危及生命。[2]目前,临床上多用西药通过扩张血管、吸氧、抗感染及糖皮质激素等改善COPD稳定期症状,但对降低COPD急性发作死亡风险疗效不佳。[3]此外,目前临床发现中药佳贝咳喘宁具有止咳平喘、宣通肺气的作用,常联合西药治疗呼吸系统疾病急性发作,效果良好,可明显减少不良反应发生。[4]为进一步探讨中药佳贝咳喘宁1号联合西药对COPD急性发作的临床治疗效果,本研究选择120例于本院治疗的COPD急性发作患者作为观察对象,报告如下。

一、资料与方法

1. 临床资料

选择2019年6月至2020年5月我院收治的COPD急性发作患者120例,随机分为对照组和治疗组,各60例。对照组:男性36例,女性24例;年龄20～74岁,平均(52±4)岁;平均体质量指数(22.9±1.3)kg/m²;平均病程(9±6)年。治疗组:男性39例,女性21例;年龄21～75岁,平均(53±5)岁;平均体质量指数(23.2±1.1)kg/m²;平均病程(9±6)年。两组患者性别、年龄、病程和平均体质量指数等一般临床资料比较差异无统计学意义($P>0.05$)。

纳入标准:符合西医诊断标准参照《内科学(第9版)》(2018年)[5]及中医诊断标准参照《中医病症诊断疗效标准》(1994年国家中医药管理局颁布)中咳嗽、喘证部分关于风寒袭肺证的诊断[6]。

排除标准:严重营养不良或伴有严重心肺疾病者;伴有肝肾功能不全者;妊娠

期、哺乳期妇女；伴有多种并发症、合并症者；过敏体质及对本药过敏者；合并自身免疫系统疾病；存在精神、沟通障碍者；近1个月内使用过糖皮质激素。

本研究经上海市青浦区医学伦理委员会审核通过。

2. 方法

两组患者均给予基础治疗：祛痰、止咳、平喘，抗感染治疗（抗生素的初始选择根据青浦地区患者细菌耐药情况决定，后依据痰培养结果选择），根据病情给予氧疗、激素治疗和/或无创机械通气，加强支持治疗，保证充分热量；注意水、电解质平衡，维持内环境稳定。治疗组在基础治疗的基础上辨证给予佳贝咳喘宁1号中药治疗，药方如下：僵蚕6 g，贝母10 g，地龙10 g，麻黄6 g，桂枝6 g，杏仁10 g，丹参10 g，枳壳10 g，甘草6 g，桔梗6 g，鱼腥草30 g。每日一剂水煎400 mL，分早晚两次口服，共治疗10天。

3. 观察指标

（1）临床疗效：参照《中药新药临床研究指导原则》[7]慢性支气管炎的疗效判定标准，观察并比较两组患者治疗后的总有效率，临床效果包括临床控制、显效、有效和无效。临床控制为咳、痰、喘及肺部哮鸣音恢复到急性发作前水平，其他客观检查指标基本正常；显效为咳、痰、喘及肺部哮鸣音显著减轻，但未恢复到急性发作前水平，其他客观检查指标明显改善；有效为咳、痰、喘及肺部哮鸣音有所减轻，但程度不足显效者，其他客观检查指标有改善；无效为咳、痰、喘症状及肺部哮鸣音无改变或加重，1个月内仍未恢复到发作前水平。总有效率＝（临床控制例数＋显效例数＋有效例数）/总例数×100％；

（2）肺功能检测：检查两组治疗前后用力肺活量（FVC）、第1秒用力呼气容积（FEV1）改善情况；

（3）血清学检测：两组患者治疗前后早晨空腹采集静脉血，于全自动生化分析仪测定C反应蛋白（CRP）、降钙素原（PCT）、白细胞介素6（IL-6）、肿瘤坏死因子α（TNF-α）等指标含量；

（4）观察并比较两组患者治疗后不良反应发生率。

4. 统计学方法

采用SPSS 19.0统计学软件进行数据分析，计量资料以$x\pm s$表示，采用配对t检验；计数资料以例数（％）表示，采用χ^2检验；以$P<0.05$为差异有统计学意义。

二、结果

1. 两组患者治疗后总有效率比较

对照组患者治疗10天后总有效率为90％；治疗组患者治疗10天后总有效率为

96.63%，与对照组相比，治疗组总有效率增加，差异具有统计学意义（$\chi^2=4.688$，9.582，$P<0.05$）。见表1。

表1 两组患者治疗后总有效率比较[$n(\%)$]

组 别	例数	临床控制	显 效	有 效	无 效	总有效率
对照组	60	31(51.7)	12(20.0)	11(18.3)	6(10.0)	43(90)
治疗组	60	38(63.3)	15(25.0)	5(8.33)	2(3.33)	53(96.63)

2. 两组患者治疗前后肺功能指标 FVC 和 FEV1 比较

对照组和治疗组患者治疗 10 天后，与治疗前相比，FVC 和 FEV1 明显升高。且与对照组相比，治疗组患者肺功能指标改善程度更加明显，差异具有显著性（$P<0.05$）。数据见表2。

表2 两组患者治疗前后肺功能指标 FVC 和 FEV1 比较（$\bar{x}\pm s$）

组 别	例数	FVC(%)	FEV1(%)
对照组	60	52.7±5.2	52.3±6.1
		64.5±3.5*	61.3±4.8*
治疗组	60	52.4±3.6	53.6±7.2
		72.6±5.2*△	70.7±6.2*△

注：与本组治疗前相比，*$P<0.05$；与对照组治疗后比较，△$P<0.05$。

3. 两组患者治疗前后血清学指标 CRP、PCT、IL-6、TNF-α 含量比较

对照组和治疗组患者治疗 10 天后，与治疗前相比，血浆 CRP、PCT、IL-6、TNF-α 含量明显下降，且观察组血清学指标改善程度更加明显，差异具有显著性（$P<0.05$）。数据见表3。

表3 两组患者治疗前后血清学指标 CRP、PCT、IL-6、TNF-α 含量比较（$\bar{x}\pm s$）

组 别	例数	CRP (mg/L)	PCT (ng/mL)	IL-6 (pg/mL)	TNF-α (pg/mL)
对照组	60	52.47±13.27	1.27±0.83	15.72±2.43	24.34±5.14
		28.51±10.56*	0.51±0.11*	7.63±1.27*	12.76±2.65*
治疗组	60	52.94±14.93	1.26±0.67	14.31±1.96	26.68±4.43
		22.62±9.29*△	0.31±0.08*△	6.02±0.99*△	9.68±2.48*△

注：与本组治疗前相比，*$P<0.05$；与对照组治疗后比较，△$P<0.05$。

临床研究篇

4. 两组患者治疗后不良反应发生率比较

治疗组患者的治疗后不良反应,如腹痛、恶心呕吐、头晕等的总发生率与对照组相比,差异无显著性($\chi^2=1.827$,$P>0.05$)。数据见表4。

表4 两组患者治疗后不良反应发生率比较[$n(\%)$]

组　别	例数	腹痛	恶心呕吐	头晕	总发生率
对照组	60	2(3.33)	4(6.66)	4(6.66)	10(16.7)
治疗组	60	3(5.00)	2(3.33)	3(5.00)	8(13.3)

三、讨论

随着中国社会老龄化,老年人临床常见慢性呼吸系统疾病如COPD的发生率越来越高,并且常伴发高血压、糖尿病等严重并发症,致残率及致死率极高,成为影响老年患者身体健康和生活质量的最常见严重疾病之一,临床应引起足够重视。[8]目前临床多用西药联合治疗该疾病,对于COPD稳定期效果良好,但研究显示西药对COPD急性发作的疗效有限。[9]有文献报道中西医联合治疗COPD急性加重期疗效明显,可显著改善肺功能和降低致残、致死率,优于西药单独治疗,病程明显缩短,并且副作用少,已成为大势所趋。[10]

中医理论认为COPD属"痰饮""喘症""咳嗽""肺胀"等范畴,基本病机为久病肺虚,痰瘀潴留,多由风寒袭肺导致急性加重。[11,12]本研究中佳贝咳喘宁1号方是上海市青浦区中医医院冯绍中老中医的临床经验方。本方是在麻黄汤的基础上加味而成,方中麻黄解表散寒、宣肺平喘;桂枝协助麻黄解肌发表、温经散寒;杏仁与麻黄相伍,一宣一降,加强宣肺平喘之功。现代药理研究表明,麻黄汤具有明显的抗炎、解热、镇咳、平喘、抗过敏等作用。[13]枳壳、桔梗升降肺气,开郁化痰,协助排痰;浙贝母、杏仁、鱼腥草化痰止咳;丹参、僵蚕、地龙活血化瘀,加强化痰解痉平喘功效,现代药理研究显示,活血化瘀中药可以减少渗出及炎症反应,降低血液黏滞度,促进换气功能,改善缺氧状态;[14]僵蚕、地龙又具有较好的抑制炎症反应、解痉平喘的功效;[15,16,17]炙甘草调和诸药。诸药合用,共奏宣肺散寒、化痰止咳、解痉平喘之功,甚合风寒型COPD急性发作之寒邪束肺、痰瘀互阻之病机。

本研究结果显示,佳贝咳喘宁1号联合西药治疗COPD急性发作患者10天后,咳嗽、咳痰、喘息等症状明显缓解,且FVC和FEV1明显升高,肺功能明显增强,可提高生活质量和降低病死率。中西药联合还可以明显降低患者血浆 CRP、PCT、IL-6 和 TNF-α 的含量,阻抑炎性介质的释放与合成,减少感冒次数,对提高机体免疫力和生活质量有良好的效果,体现了中医药整体治疗的优势。此外,佳贝咳喘宁 1 号治疗未引发严重不良反应,提示中西药联合具有高安全性,可促进患者良好预后。

综上所述,佳贝咳喘宁 1 号联合西药治疗 COPD 急性发作期(风寒型)能明显提高患者的临床疗效,安全有效,值得在临床进行推广。

参考文献

[1] 史卉. 护理干预在老年慢性阻塞性肺疾病患者护理中的效果观察[J]. 继续医学教育,2020,34(12):135-137.

[2] 李少群,黄婵真. 优质护理模式在老年慢性阻塞性肺疾病急性加重并发呼吸衰竭患者中的应用效果[J]. 中西医结合心血管病电子杂志,2020,8(36):108.

[3] 王晓平,王小虎,万毅新,等. 苏黄止咳胶囊辅助治疗慢性阻塞性肺疾病急性加重期患者的临床评价[J]. 中国医院药学杂志,2016,36(11):937-939.

[4] 刘琴,钱静燕,冯绍中. 佳贝咳喘宁 2 号治疗慢性喘息性支气管炎急性发作期临床观察[J]. 中国中医急症,2017,26(7):1247-1249.

[5] 葛均波,徐永健,王辰. 内科学(第 9 版)[M]. 北京:人民卫生出版社,2018.

[6] 国家中医药管理局. 中华人民共和国中医药行业标准——《中医病证诊断疗效标准》[J]. 中医药管理杂志,1994(6):2.

[7] 中华人民共和国卫生部. 中药新药临床研究指导原则[M]. 北京:中国医药科技出版社,2002.

[8] 庞聪艺. 噻托溴铵吸入剂联合布地奈德福莫特罗治疗老年慢性阻塞性肺疾病急性加重期的临床疗效及其对高迁移率族蛋白、合肽素的影响[J]. 临床合理用药杂志,2020,13(36):31-32.

[9] 彭明松. 中西医结合治疗慢性阻塞性肺疾病急性发作期呼吸衰竭的临床疗效观察[J]. 现代诊断与治疗,2016,27(11):2001-2002.

[10] 赵年昆,李岩. 苏黄止咳胶囊治疗慢性阻塞性肺疾病急性发作期的临床疗效及长期随访观察[J]. 辽宁中医杂志,2017,44(6):1235-1238.

[11] 汪海飚,徐卫方,王平,等. 慢性支气管炎的中医证—治相应关系研究[J]. 中国实验方剂学杂志,2010,16(12):193-196.

［12］张伯礼,吴勉华.中医内科学(第四版)［M］北京：中国中医药出版社,2017.

［13］张保国,刘庆芳.麻黄汤现代药效学研究及临床应用［J］.中成药,2007,3(5)：33-34.

［14］邓翠娥.川芎嗪的药理作用及临床应用［J］.时珍国医国药,2001,12(7)：656-657.

［15］黄晓松,于春艳,罗银利,等.僵蚕天南星方对急性缺血性脑水肿大鼠水通道蛋白4表达的影响［J］.中医药导报,2015,21(12)：6-9.

［16］张垚,杨继,王强.论蝉蜕、地龙、僵蚕在慢性气道疾病中的应用［J］.湖南中医杂志,2019,35(08)：155-157.

［17］刘巧,毕启瑞,谭宁华.地龙蛋白多肽类成分的研究进展［J］.中草药,2019,50(1)：252-261.

（施国华、刘琴供稿）

跟师心得篇

跟师心得体会 1

冯绍中老师系上海市基层名老中医,行医六十余载,博览群书,勤求古训,辨病与辨证结合,在治疗各种常见疾病上取得了丰硕成果。冯师在长期的医疗实践中,通过细致入微的临证思考和反复的疗效观察,积累了丰富而宝贵的经验。今有幸跟师,聆听教诲。通过跟师临诊抄方,直接观察到冯师的临证思路与用药规律,可以最直观、最便捷地体悟和掌握其临床经验与学术特点。

治疗胃病方面,当以调理气机为要,治疗时当根据气滞所属脏腑,辨证选取不同的理气药。脾胃气滞常选广木香、砂仁、枳壳、厚朴、焦山楂、焦神曲、炒谷芽、炒麦芽等;胃气上逆多选用陈皮、半夏、旋覆花、丁香、柿蒂、代赭石;肺气上逆多选用苏子、苏叶、苏梗、桔梗之属;肝郁气滞常予柴胡、香附、延胡索、川楝子、玫瑰花;气滞夹瘀者,在选用疏肝理气药的同时适当配伍广郁金、香附、三棱、莪术;气滞痰凝者,选用半夏、胆南星、石菖蒲、淡竹茹等。

若症见胃脘灼热疼痛、嘈杂泛酸、口干口苦、渴不欲饮、口甜黏浊、食甜食则泛酸、纳呆恶心、小便色黄、便秘、舌红苔黄、脉数,皆为热毒蕴积,治疗宜清热解毒。冯师主张运用清热药时要明辨气分及血分,并根据患者体质及病情发展阶段,选用既有清热解毒之效、又有防治病情进一步发展作用的中药。常用药如半边莲、半枝莲、白花蛇舌草、八月札等。

胃病是一个复杂的综合症候群,除根据辨证论治治疗主症外,冯师还重视病患的许多兼症。如兼便秘者,加制大黄、火麻仁、全瓜蒌等;兼不寐者,加夜交藤、珍珠母、茯神、合欢皮、炒酸枣仁等；兼头昏者，加石菖蒲、菊花、蔓荆子等；兼恶心呕吐者，加丁香、柿蒂等；兼疼痛者，加川楝子、延胡索、三棱、莪术等。

跟师门诊中，我认识到需要用心去倾听病史，用心去思考老师的处方。在四诊之后考虑这个病是什么证型，该用什么主方，怎样加减。然后看和老师的辨证思路是否一致，选方用药是否相同。如果相同，则知道自己的辨证思维和老师的基本一致，如果不相同则要考虑自己的差距在哪里，必要时请老师指点迷津，搞清楚自己的思路错在哪里，哪些药用得欠妥，哪些药用得得当。这样会很快在临床上提高自己的医疗水平。

（邹瑜供稿）

跟师心得体会 2

从 2020 年起我在冯绍中老师的门诊抄方侍诊,在此过程中,冯师无论从医术还是医德都让我获益匪浅。

在医术学习上,冯师在看诊的间歇提点我的中医基础知识和技能,包括方剂、中医经典以及动手和动脑能力。中医的方剂和经典是基础,只有打牢基础才能添砖加瓦。中医的动手、动脑能力,即望、闻、问、切四诊的锻炼。中医的四诊必须把过去的知识与当下的病症结合起来,与患者即时、随机地进行交流才能掌握。同时,能够被准确表达、记载于书本上的"明知识"只是一小部分,而人类更多的知识,是那些只可意会而难于言传的东西。俗语说:"真传一句话,假传万卷书。"通过跟师学习,通过老师的言传身教,才会掌握中医的精髓。在望诊上尤其重视望舌,临床实践证明,在疾病的发展过程中,舌象的变化迅速而又鲜明,它犹如内脏的一面镜子,凡脏腑的虚实、气血的盛衰、津液的盈亏、病情的浅深、预后的好坏,都能较为客观地从舌象上反映出来,成为医生诊病的重要依据。问诊应讲究技巧,跟师学习就要学会老师问诊的方法和技巧,这是一个长期的训练过程。初上临床时往往按西医询问病史的方法求全、求细,可是问过之后头脑中却一片茫然,后来不断地效仿老师问诊才有所体会。中医问诊有主有次,有取有舍,全凭医生的理论水平和临床功底。问诊主要是确诊某病某证或排除某病某证。

冯师的门诊患者多为胃痞、咳嗽、耳鸣、月经不调、不寐、郁证等病,这些患者往往比较焦虑,临床表现多为主诉繁多,反复诉苦。而冯师非常耐心细致,始终坚持辨病与辨证相结合,无论初诊还是复诊,询问认真、细致,就病情及相关注意事项进行讲解。使患者对自己的疾病有较为深入的了解,消除其焦虑、恐惧情绪,深得患者的认同与感激。这种敬业和专业的精神,与病人之间良好的医患关系,都提醒我们年轻一辈的医生应该好好学习基础知识,同时要与病患进行良好的沟通,为病人增强治疗疾病的信心。

我将在中医药继承和发展的道路上继续前行,完善自我,不断提升自身技术水平,努力成为一名优秀的中医师。

(钱依妳供稿)